William J.M. Kinnear / James H. Hull

A Practical Guide to the Interpretation of Cardiopulmonary Exercise Tests

Second Edition

心肺运动试验判读手册

第 2 版

编　著　〔英〕 威廉·J.M. 金尼尔
詹姆斯·H. 赫尔

主　审　孙兴国

主　译　杨　汀

副主译　曲木诗玮

U0339312

天 津 出 版 传 媒 集 团
天津科技翻译出版有限公司

著作权合同登记号：图字：02-2022-291

图书在版编目（CIP）数据

心肺运动试验判读手册 / (英) 威廉·J.M.金尼尔
(William J. M. Kinnear)，(英) 詹姆斯·H.赫尔（James
H. Hull) 编著；杨汀主译. — 天津：天津科技翻译
出版有限公司,2024.5
  书名原文：A Practical Guide to the
Interpretation of Cardiopulmonary Exercise Tests
  ISBN 978-7-5433-4406-8

  Ⅰ.①心… Ⅱ.①威… ②詹… ③杨… Ⅲ.①心脏功
能试验—运动(生理)—手册 ②肺—功能试验—运动(生理)
—手册 Ⅳ.①R540.4-62 ②R563.4-62

  中国国家版本馆CIP数据核字(2023)第226065号

授权单位：Oxford Publishing Limited
出　　版：天津科技翻译出版有限公司
出 版 人：方　艳
地　　址：天津市南开区白堤路244号
邮政编码：300192
电　　话：(022)87894896
传　　真：(022)87893237
网　　址：www.tsttpc.com
印　　刷：天津新华印务有限公司
发　　行：全国新华书店
版本记录：880mm×1230mm　32开本　6.25印张　190千字
　　　　　2024年5月第1版　2024年5月第1次印刷
　　　　　定价：68.00元

(如发现印装问题，可与出版社调换)

译者名单

主　审　孙兴国

主　译　杨　汀

副主译　曲木诗玮

译校者　（按姓氏汉语拼音排序）

常晨丽	北京协和医学院
陈昉园	清华大学医学院
董　芬	中日友好医院
何佳泽	首都医科大学
贺若曦	中南大学湘雅医院
黄　可	中日友好医院
蒋俊超	北京协和医学院
李　薇	中日友好医院
李柏村	中日友好医院
李雪昕	中日友好医院
刘冬妍	中国医学科学院肿瘤医院
牛宏涛	中日友好医院
彭姚蝶	北京大学医学部
曲木诗玮	中日友好医院
任晓霞	中日友好医院
时明慧	首都医科大学
司徒炫明	中山市骨科医院(北京积水潭医院中山骨科医院)
唐星瑶	首都医科大学

王思远　　　中日友好医院

乌汗娜　　　北京大学医学部

吴建忠　　　安徽省胸科医院

杨　汀　　　中日友好医院

杨露露　　　北京市丰台区方庄社区卫生服务中心

杨天祎　　　中日友好医院

于春艳　　　中日友好医院

曾慧卉　　　中南大学湘雅二医院

张雨诗　　　北京协和医学院

中文版序言

心肺运动试验(CPET)作为一种客观、定量、无创伤且可同时检测心肺代谢等多系统整体功能状态的唯一检测方法,正被越来越广泛地被医学工作者应用于"筛、防、诊、治、康、养"之中。正是基于国学整体时空观和CPET与功能指标监测为代表的现代科学技术,我们成功构架完成了"整体整合生理学医学"原始创新健康与疾病理论体系。基于该理论进行的CPET,结合数据判读平台和静态肺功能,将患者从静息状态、热身运动状态,再逐渐递增功率至最大极限运动状态及随后恢复状态全过程中的呼吸、气体交换、心电图、血压、血氧饱和度等各项指标,进行连续动态监测、数据计算分析。再用人体功能一体化整体调控理念,全方位地解释在神经体液统一调控下的呼吸、循环、代谢等功能,实现对正常人和各种疾病患者整体功能状态的客观定量评估。CPET技术广泛地在临床上应用于诊断与鉴别诊断、疾病严重程度评估、运动风险评估、心脏移植/肺脏移植/心肺联合移植选择与管理、个体化精准运动康复、药物/器械/手术治疗疾病的疗效评估和生存与死亡预后的精准预测;以及更加广泛地在正常人应用于鉴别健康、亚健康人群的整体功能状态,选择运动员和航天员、风险评估与管理,体育竞技中提高功能状态和比赛成绩、预防/治疗运动损伤等。

在简化论、还原论大潮下,基于解剖学分隔理念,人体生理学功能调控和现代医学就是系统论、器官论、疾病论主导下的功能系统,且每一个系统都是在神经体液调控下各自为政。对于CPET核心指标——单位时间内氧气摄取消耗的速率(摄氧量或耗氧量,$\dot{V}O_2$),不同专业的医学生理学专家的理解和解释各不相同:

$$呼吸专家:\dot{V}O_2 = \dot{V}E(FiO_2 - FeO_2)$$

$$\text{循环专家}: \dot{V}O_2 = \dot{Q}(CaO_2 - CvO_2)$$

$$\text{代谢专家}: \dot{V}O_2 = D(PcapO_2 - PmitO_2)$$

经每位受试者努力获得的 CPET 数据（以摄氧量为代表），都不是简单地代表任何单一系统的功能，我们必须在深入了解上述理论体系的基础上，从整体上理解呼吸、消化吸收和血液循环等功能不可分割的配合运作，并运输氧气和能量物质到细胞内线粒体完成氧化能量代谢，以此维持全身所有细胞代谢状态随时间动态平衡的内环境的相对稳定。至此，我们才能通过 CPET 数据真正理解该个体的整体整合生理学和健康状况，以及疾病患者的整体整合病理生理学特征、变化规律、疾病严重程度和整体功能状态，指导制订针对该个体的安全有效诊疗与康复乃至痊愈的整体方案。

此中文版译文对原文的翻译是准确的，但为更好地运用整体观，避免系统论带来的一些局限性，我在相关章节后专门添加了"审后记"。我相信对于这些细节的进一步研究可为读者提供更多帮助，同时也有助于实现服务临床的目的，指导医生正确应用 CPET，以利落实健康中国行动。

国家心血管病中心　中国医学科学院阜外医院

2024 年 3 月草于北京阜成门外

中文版前言

心肺运动试验(CPET),是客观评价心肺代谢整体功能的"金标准",是唯一能够在运动状态下开展气体代谢指标及心血管指标连续检测的工具。CPET为查找呼吸困难患者病因提供重要客观依据,也可对慢性气道疾病、间质性肺疾病、肺血管病患者的心肺功能储备情况和病情严重程度予以量化,为心肺代谢功能康复方案的制订提供精准指导,其适用于呼吸与危重症、心脑血管、代谢、康复、老年学、肿瘤、健康管理及全科等多学科的医务工作者。CPET亦是外科医生和麻醉医生制订围术期管理策略的重要帮手。当然,CPET提供的信息远不止于此。随着高质量临床证据的不断更新与工程技术的快速发展,CPET的检测方法也推陈出新,本书就是最新CPET技术的入门级教材。

原作者William Kinnear教授是呼吸与危重症医学专家,诺丁汉特伦特大学运动科学高级讲师。他建设了该地区的无创通气和睡眠临床照护支持,长期讲授CPET并在呼吸生理学领域发表大量论文。James H. Hull是英国皇家布朗普顿医院呼吸与危重症医学科主任医师,主管布朗普顿医院呼吸困难查因临床工作并长期督导CPET。两位重量级作者深入浅出地阐释了这项技术的基本原理和实用技巧。

这本《心肺运动试验判读手册》,小巧简明,称心实用,相信其能成为解决临床问题的好助手、医生案头的常备好物。希望本书能为相关学科的医生、护士、治疗师、学生乃至公众打开一扇门,一窥呼吸生理学的堂奥。我们团队有幸承担原著翻译工作,虽对文字内容反复推敲,仍忧存在不当之处,还望读者朋友斧正、见谅。

在此感谢天津科技翻译出版有限公司的编辑,使得我们接触到这本优秀的作品,并进行了细致的编校工作,全力推动了本书的出版。还要特别感谢中南大学湘雅二医院的曾慧卉医生和中日友好医院康复科的王思远治疗师,两位研读全文并给出了宝贵的校对建议。

国家呼吸医学中心 中日友好医院

柳汀

2024 年 2 月于北京

前　言

人往往在活动的时候容易出现呼吸困难，因此，在运动过程中监测症状及生理指标的动态变化比仅做静态检查更合理，而心肺运动试验（CPET）正是呼吸困难查因、精确描述病情的良好方法。

最大摄氧量（VO$_2$max）是判断围术期死亡率、慢性心脏疾病与慢性呼吸系统疾病预后、运动员综合体适能的可靠指标。作为CPET常规指标，最大摄氧量已被越来越多地纳入围术期评估及慢性心肺疾病诊治工作。

本书的目标读者是临床医生，作者将CPET主要指标进行有逻辑的判读，阐释了参数运算中生理学意义，帮助临床医生结合科学原理判读报告，并且梳理了临床场景、关键要点及实用技巧，晓畅易读。

本书第1部分讲述了CPET指征、不同运动阶段以及如何督导。

第2部分分析了CPET关键指标：5个直接指标——摄氧量、心率、通气量、二氧化碳排出量及外周血氧饱和度；3个间接指标——氧脉搏、呼吸交换率、通气当量；2个阈值——无氧阈以及呼吸代偿点。

第3部分讨论了如何将CPET结果融入临床应用，以及如何更好地开立运动处方。

不需要太多基础知识，读完本书后，你将明白CPET报告九宫图如何判读，并能初步推断出运动受限原因。

这一次再版经过全面扩充与更新，加入了大量新章节、新图表，反映了CPET领域的证据积累。本书聚焦结果判读，但为兼顾第一版读者需求，增加了CPET督导内容，并添加了呼吸指标详解以及测试题。

William J.M. Kinnear

James H. Hull

目 录

第3部分 使用CPET数据

第 **1** 部分

引 言

第1章
为何进行心肺运动试验

本章要点

- 心肺运动试验(CPET)测定了受试者极量运动中的心脏功能、呼吸功能、整体代谢功能。
- CPET的适用范围涵盖了心肺疾病诊断、呼吸困难查因、体适能定量评估。
- 可利用术前CPET进行手术风险分层、制订术后护理方案。

1.1 什么是心肺运动试验

在平板运动试验中,确诊或疑诊冠心病的患者在跑步机上运动,同时监测其心电图(ECG)ST段的动态变化。"心肺"运动试验在此基础上增加了一个面罩(咬嘴)以记录呼吸气体交换指标。其不仅提供了心、肺功能,还包括循环及下肢肌肉及全身整体代谢功能等指标更详细的信息。同时,还可综合评估运动功能和主观努力程度。

1.2 关键指标

CPET提供大量数据和图表,但较为有用的信息是框1.1中的4个关键指标。

框1.1　CPET关键指标

- 分钟通气量($\dot{V}_E$)——单位时间吸入和呼出的气体量
- 摄氧量($\dot{V}O_2$)——单位时间身体所消耗的氧气量
- 二氧化碳排出量($\dot{V}CO_2$)——单位时间身体所产生并排出的二氧化碳量
- 心率(HR)——每分钟的心跳次数

此外,根据上述框1.1中任意2个指标可推算出另外3个指标:呼吸气体交换率(RER)、氧脉搏、通气当量(Veq)。上述指标用于确定无氧阈(AT)、呼吸代偿点(RCP)等几个重要的阈值。因此,CPET入门级学员只需理解不到10个指标。

学习要点

　　CPET所蕴含的绝大多数信息仅来自增量运动中的4个指标及其相互关系(框1.1)。

1.3　为何进行CPET

　　心肺疾病患者的症状往往在活动或劳累后加重,而目前多数诊断性检查却是静态的(患者坐在椅子上或躺在诊床上)。在患者活动时监测生理指标的动态变化更有意义。CPET记录心肺在运动压力下的生理反应,因此,可评估其运动耐量和心肺储备功能,特别是机体将氧气转运至运动中肌细胞的能力(框1.2)。

实用技巧

　　对于已知功能残障(慢性疼痛或骨骼肌肉损伤)影响运动能力的患者及不配合者,CPET价值有限。

1.4　CPET前准备

　　在进行诊断性CPET之前,必须详细问诊和查体,并完成基本的检查,如胸片、心电图、血红蛋白水平和肾功能。如怀疑呼吸衰竭或发现静息外周血氧饱和度(SpO_2)水平较低,应行动脉血气分析。

框1.2　进行 CPET 的理由

CPET 用于:

- 找出劳力性呼吸困难患者的问题
- 明确失能主要来自心脏疾病还是肺部疾病
- 量化损伤程度,评估预后
- 预评估手术风险
- 评价干预效果

　　患者在进行 CPET 前通常需完成肺量计检查及流速−容积环。根据当地诊疗常规、医疗资源可及性及临床指征,患者通常还要接受更详细的肺功能检查,包括静态肺容积及一氧化碳弥散量。怀疑心力衰竭时需完善心电图及其他心脏检查。

实用技巧

　　提前完成仔细的临床评估和几项简单的检查将使 CPET 的结果判读更容易。

　　这些准备工作十分重要,虽然通过 CPET 可间接推断患者是否有贫血、肾功能衰竭、间歇性跛行或者肌肉疾病,但总有更好的方式直接诊断。总体而言,CPET 无法直接确诊任何疾病,只能为临床医生推荐一组临床诊断(例如,引起通气受限或心脏受限及损害的一类疾病)。同其他检查一样,最好基于"贝叶斯诊断模型"看待 CPET,即采用 CPET 应有助于提高某个诊断的可能性。CPET 应当有助于佐证或推翻临床疑诊。

1.5　本书不包括的内容

　　本书集中讲解如何安全督导一次 CPET,并助力读者理解 CPET 各个指标判读的基本规则。这些规则也能用于解释 6 分钟步行试验、往返步行试验等更简单的运动测试(但这些不在本书讨论范围)。

本书主要讲授如何判读结果，不讨论具体技术问题（分析软件、定标、组装、设定功率递增方案）、有创CPET（需要使用中心静脉置管、动脉置管或采血检测）、带氧CPET或低氧CPET等。

（朱宏涛　曲木诗玮 译　朱宏涛 校）

延伸阅读

Albouaini K et al. Cardiopulmonary exercise testing and its application. Heart. 2007 Oct;93(10): 1285-92.

Arena R and Sietsema K. Cardiopulmonary exercise testing in the clinical evaluation of patients with heart and lung disease. Circulation. 2011 Feb;123(6):668-80.

Balady GJ et al. Clinician's guide to cardiopulmonary exercise testing in adults: a scientific statement from the American Heart Association. Circulation. 2010 Jul;122(2):191-225.

Guazzi M et al. Focused update: clinical recommendations for cardiopulmonary exercise testing data assessment in specific patient populations. Circulation. 2016 May;133(24):e694-711.

Parshall MB et al. An official American Thoracic Society statement: update on the mechanisms, assessment, and management of dyspnea. Am J Respir Crit Care Med. 2012 Feb;185(4):435-52.

Parasuraman S et al. Healthcare professional's guide to cardiopulmonary exercise testing. Br J Cardiol. 2015 Dec;22:156.

Palange P et al. Recommendations on the use of exercise testing in clinical practice. Eur Respir J. 2007 Jan;29(1):185-209.

Pratter MR et al. An algorithmic approach to dyspnea. Respir Med. 2011 Jul;105(7):1014-21.

微信扫码
☆看【审后记】

第2章
测试前评估

本章要点

- CPET是一种非常安全的测试技术。
- 有几种情况可能增加CPET风险。
- 应仔细检查测试前的心电图,以确定是否存在可能引发心血管事件的基础疾病。
- 必须明确CPET指征。

CPET的测试过程分为4个步骤(框2.1)。上一章已介绍了第1步。本书的其余部分大多是第4步的相关内容——如何解读及运用结果。虽然,你迫不及待地把主要精力用于解读CPET结果数据,但在测试前需要仔细评估患者。后文两章将详细介绍如何进行测试,并确保尽可能安全地进行测试,之后才是结果判读。

框2.1　CPET测试步骤

- 临床确定进行CPET
- 测试前评估
- 进行CPET测试
- 结果判读

2.1　安全性和测试前评估

CPET是一种安全的测试;在70 000例测试中,无死亡病例,仅发生了6

个主要并发症(框2.2)。

框2.2　CPET的风险	
● 心肌梗死	
● 心律失常	● 低血糖
● 血流动力学不稳定	● 肌肉骨骼损伤
● 支气管痉挛	● 过度通气±晕厥

　　在对受试者进行CPET之前,检查禁忌证和安全性是至关重要的。试验前筛查问卷,如身体活动准备问卷(PARQ),可用于筛查,但最终决定是否进行测试是由督导的临床医生决定的。需要了解潜在的风险以及可能发生的不良事件。根据经验,如果进行采血,可能引起血管迷走神经反应,过度通气可导致头晕和昏倒。CPET禁忌证见框2.3。

框2.3　CPET禁忌证
● 运动时/运动前晕厥病史
● 患精神疾病,无法配合测试
● 因肌肉骨骼问题限制了运动能力
● 近7日发作的急性冠脉综合征/心肌梗死
● 不稳定型心绞痛
● 纽约心脏学会(NYHA)Ⅲ级或Ⅳ级心力衰竭控制不佳
● 有症状的严重主动脉瓣狭窄
● 伴有血流动力学损害的未控制的心律失常
● 主动脉夹层
● 主动脉瘤
● 急性哮喘/慢性阻塞性肺病(简称"慢阻肺")加重
● 肺水肿
● 呼吸衰竭($PaO_2 < 8kPa$,即60mmHg)
● 急性肺栓塞
● 近期深静脉血栓
● 虚弱
● 晕厥/癫痫发作史

2.2 在测试当天

在开始测试之前,必须再次核实测试指征及风险(框2.4)。

框2.4 在开始CPET之前需要考虑的事情

- 进行CPET检查的原因是什么?
- 该原因是否仍对此患者重要?
- 患者行此检查的风险是什么?
- 临床获益是否高于检查风险?
- 静息心电图正常吗?
- 此患者停止测试的标准是什么?
- 每个参与者都清楚自己的角色吗?
- 急救设备是否在旁边可及? 是否能正常使用?
- 测试现场是否有氧气?(如果没有管道氧,氧气罐是否充满?)
- 如果出现过度通气,是否已备好一袋二氧化碳(CO_2)?
- 如果患者正使用吸入药物,是否携带?
- 是否备有急救的雾化吸入器和β受体激动剂?
- 是否备好了静脉输液设备和药品?

如果有诱发运动哮喘的风险,请检查FEV_1,确保受试者哮喘控制稳定,可进行测试,且至少没有比开立检查时的FEV_1更差;在病情加重或急性发作期间不宜测试;在病毒感染期间进行剧烈运动也有导致心脏损伤的风险。此外,若测试前,上述检查出现异常,则测试后很难解读CPET结果。

如果患者CPET预约时间较久,即使患者患感冒,可能仍然要求医生为其测试。然而,这个时候必须改约。

实用技巧

如果患者长期使用某类药物,通常会有一个问题,即是否应在测试当天服用这种药物。一般来说,通常建议患者服用所有的常用药物——有些患者尽管使用了药物(如哮喘)仍出现症状,则更应坚持用药。某些药物会影响CPET结果(如β受体阻滞剂),但若测试前告知使用该药物并做记录,这就不是问题。此外,突然停用心脏药物,可能会增加在测试期间发生不良事件的风险。

2.3 测试前静息心电图

应在进行CPET检查的当天进行心电图检查。这样可提供在测试过程中进行比较的基线,同时,也可提示患者是否存在运动时发生不良事件的风险。一定要警惕诸如肥厚型心肌病(HCM)(见第18章)或长QT综合征等可能诱发不良心脏事件的情况(框2.5)。

框2.5 测试前心电图异常提示行CPET检查的不良事件风险较高
● 心室异位起搏(特别是频繁和多灶的,例如,不同形态学的室性异搏)
● 房室传导阻滞
● 短PR间期
● δ波
● 宽QRS
● 电轴偏移
● 心室肥大*
● 校正后的QT间期>500ms
● ST段抬高>1mm
● ST段压低
● T波倒置(除Ⅲ、aVr和V1导联)
*根据电压标准,这可能见于运动员,可能伴发不完全右束支传导阻滞和(或)Ⅰ度房室传导阻滞

如果心电图检查提示心肌缺血,请检查一下以前的心电图,以确保在做CPET时,不发生急性冠状动脉事件。记住,正常aVr导联T波倒置,在健康受试者的Ⅲ、V1和V2导联中也可见到T波倒置。除上述情况,若其他导联出现T波倒置,需有合理解释。

偶尔,测试前的心电图会发现一些以前没有注意到的问题,且可很好地解释患者的症状。例如,测试前的心电图可能是第一次记录到心房颤动,此时,在与开单医生沟通前和(或)你完全有把握做出决定之前,不要进行CPET检测,特别是发生不良事件风险增加时。

在其他情况下,非洲黑人在进行运动测试前,ECG 会存在异常,即 ST 段抬高,特别是胸前导联,这是一种正常变异。应非常仔细地观察心电图的其他部分,警惕 Brugada 综合征(框 2.6)。

框 2.6 与 CPET 测试相关的 ST 段变化

ST 段压低

- 心肌缺血
- 肥厚型心肌病*
- 洋地黄中毒

ST 段抬高

- 心肌梗死
- 非洲黑人的正常变异(V2~V4 导联)
- 过度通气
- Brugada 综合征(V1、V2 导联 ST 段穹窿型下斜抬高)*
- 一些高强度训练的运动员(V2~V4 导联)*

*与运动心脏病专家进行讨论。

在出现静息心电图异常的情况下(如在术前评估瓣膜病时),进行 CPET 检查,一定要谨慎进行。同样,如果临床疑诊 HCM,不要继续行 CPET 测试,当然,除非诊断已明确,并且 CPET 目的是 HCM 评估。

实用技巧

过度通气可引起 ST 段和 T 波改变;因此,如果受试者在 CPET 期间出现过度通气,ST 段和 T 波可能出现改变。检查通气模式、RER 和呼气末二氧化碳($P_{ET}CO_2$)以寻找线索。只有除外其他心脏危险因素、症状或潜在心脏疾病时,才宜将过度通气作为解释。

2.4 饮食、运动和穿着

需事先告知受试者测试的性质和着装要求(即不紧身的衣服和合适的鞋子)。建议在测试前摄入少量饮食,且在测试后 30min 内不饮食;测试前高脂或高糖摄入会影响静息RER值(见第10章)。不应在进行CPET检查的当天摄入咖啡因和酒精(乙醇)。同样,在测试当天也不应在测试前进行剧烈运动。

(任晓霞 译　王思远 李薇 校)

延伸阅读

Levett DZH et al. Perioperative cardiopulmonary exercise testing (CPET): consensus clinical guidelines on indications, organization, conduct, and physiological interpretation. Br J Anaesth. 2018 Mar;120(3):484−500.

Magri D and Santolamazza C. Cardiopulmonary exercise test in hypertrophic cardiomyopathy. Ann Am Thorac Soc. 2017 Jul;14(Supplement_ 1):S102−9.

Radtke T et al. ERS statement on standardisation of cardiopulmonary exercise testing in chronic lung diseases. Eur Respir Rev. 2019 Dec;28(154):180101.

Skalski J et al. The safety of cardiopulmonary exercise testing in a population with high− risk cardiovascular diseases. Circulation. 2012 Nov;126(21):2465−72.

Thomas S et al. Revision of the Physical Activity Readiness Questionnaire (PAR− Q). Can J Sport Sci. 1992 Dec;17(4):338−45. Also found at: https:// www.acgov.org/ wellness/ documents/ parQandSafety.pdf

Wilson MG et al. Prevalence of electrocardiographic abnormalities in West−Asian and African male athletes. Br J Sports Med. 2012 Apr;46(5):341−7.

微信扫码
☆看【审后记】

第3章
CPET督导

本章要点

- CPET的成功督导需要能力、经验和实践相结合。
- CPET督导者需关注：
  - 患者的症状及体征
  - 心电图
  - 血压
  - 外周血氧饱和度
- 若观察到患者状态虚弱，需立刻终止。
- 若受试者在试验过程中出现心律失常，应立刻终止。

读者/学员首次接触CPET，可能是协助督导CPET。虽然只是试验助手，但学员仍需对CPET技术及各项检测指标的生理学有所了解。尽管实时观察试验结果十分有趣，但CPET督导的首要任务是确保试验安全进行，并及时发现异常。本章讲述CPET督导过程中的多个要点。

学习要点

进行一次CPET督导实践比单纯浏览试验结果能获取更多信息。亲临试验现场，可深入了解受试者运动过程中出现的症状及限制其活动的原因。

若为患者开具CPET的医生亲自参与或督导试验进行，则医生更能从该试验中获取想得到的信息,预期结果更加清晰,试验终点更加明确。运动时,观察受试者可获得许多信息,CPET督导经验丰富的人常说:"试验本身比报告上的数字更加重要。"虽然视觉模拟量表和评分可捕捉受试者CPET过程中的部分表现,但无法取代现场观察。因此,亲自督导能让医生亲眼看见该运动试验的生理学表现,也可观察到患者在应对逐渐递增的运动负荷时有怎样的表现。

3.1　CPET的风险

上一章节提到CPET非常安全。需面对的是极低概率的不良事件,但若掉以轻心,仍有可能出现失误。我们常将CPET与开飞机相比较,尽管不良事件发生概率低,但一旦出现失误就可能导致灾难性后果。因此,进行CPET,需要缜密计划、系统部署,以及定期进行应急演练。该如何准备CPET呢?

学习要点

> 谚语道:"若不做好准备,就准备接受失败。"虽然CPET中不良事件发生概率极低,但也必须在试验前精心准备。

3.2　督导CPET的能力

CPET督导的核心是督导者需具备督导的能力。CPET督导者应在另外一位具有充分经验的督导人员监督下完成至少10例CPET督导,且为维持该能力,需每年至少完成50例CPET督导(框3.1)。显然,仅出现在CPET现场并不代表该人员就具备了督导能力,但在过程中,积累督导经验至关重要。督导者需要知道哪个环节可能出问题,需要特别关注哪些方面,日后真正面临问题时才能及时识别、快速处理。下文详细讨论相关问题。

框3.1　CPET督导必备知识及技能

- 掌握生命支持技能
- 掌握CPET适应证
- 掌握CPET禁忌证
- 掌握CPET终止标准
- 了解运动的正常生理反应
- 识别运动过程中异常的血流动力学变化
- 识别心电图异常,尤其是心肌缺血及心律失常事件
- 识别运动过程中的异常症状和体征

实用技巧

若在某次督导CPET时感到没有十足的把握,应及时寻求帮助,切莫心存侥幸。

3.3　督导的等级

在试验开始前,就应确定好此次试验需要何种等级的督导(见框2.4)。目前,已知心脏病患者进行试验过程中发生意外的概率较高(见框2.5),因此,这类患者需要较高的督导等级,即试验过程中需有一名经验丰富且具备资格的医疗专家现场督导。如果确定只需医生必要时才督导,例如,在邻近的诊室实施,那么医生应在接到任务时迅速抵达。

切记,拥有医师资格证并不意味着该医生就具备了督导CPET的能力。刚获取执业资格的医生很可能经验贫乏,而一些年资较高的医生长期脱离急诊医疗环境,在急救时很可能无法迅速实施复苏流程。

3.4　CPET督导流程

在进行CPET督导时,医生应关注以下4个关键方面:①患者症状、体征;②心电图;③血压;④外周血氧饱和度。这四部分信息不仅关系到后续结果分析,而且能够预警试验过程中不良事件的发生。

3.4.1 受试者临床状态

试验过程中持续细致观察患者症状至关重要。若CPET过程中患者逐渐出现面色苍白、乏力、无法清晰对答,此时应立刻终止试验。随着临床经验积累,医生可快速识别出晕厥前的征兆。同时,与运动测试型CPET(即健康人通过CPET确定体力运动的极限)不同的是,对于临床诊治型CPET,若患者主动反映感到不适,想终止试验,可能是患者状况即将恶化或发生不良事件的预警信号。

CPET进行过程中,实时监测有助于医生迅速辨别其他原因导致的心律失常或低血压。在戴上面罩或采耳垂血气样本时,时常会遇到患者发生过度通气或迷走神经反射的情况。若仔细检查输出数据,可发现急性过度通气患者$PetCO_2$的急剧下降及呼吸气体交换率(RER)急速上升,或发生血管迷走神经反射的患者心率下降至50次/分以下,甚至降至3次/分。若出现上述情况,应立即终止试验、迅速移至安全的环境、保持患者仰卧位。若试验前评估患者发生过度通气的风险较高,则进行CPET的试验地点应配备一个枕头(若有条件可配备储有二氧化碳的Douglas袋)。必要时,还应保证试验地点可进行快速血糖测定。

3.4.2 异常呼吸音

当潮气量增加时,患者呼吸时常发出"噪声",有的人在努力做CEPT时会发出呼气相"噪声"。若医生督导过程中,发现患者呼吸音异常(上气道梗阻的吸气相异常呼吸音)或听到极响亮的呼吸音,伴或不伴犬吠样咳嗽音(气管支气管软化症的呼吸音),医生应仔细听诊,并实时观察流量-容积曲线,并在CPET报告中详细记录上述异常表现,仔细思考出现该症状的可能原因。

在CPET实时监测中,有时可观察到提示支气管痉挛的呼气支凹陷,这表明患者存在气流受限。这本质上反映了患者呼气流量达到极限,使得流量-容积曲线的呼气部分近似三角形。这有助于理解氧饱和度正常的患者为何运动时仍感到呼吸费力。详见第15章。

支气管痉挛常发生于CPET运动的恢复阶段而不是运动阶段。若拟诊运动诱发性支气管痉挛,应选择在CPET运动结束20min后测试肺功能。

3.4.3 心律

仔细查阅患者试验前心电图,可降低CPET中危及生命的心律失常事件风险。心脏病患者在静息时可能偶有异位起搏(简称"异搏"),而运动时这些异搏常消失。在试验过程中若出现室性异搏增加(有时伴二联律或三联律的发生)或异搏心电图形态改变,应谨慎终止试验。一旦出现短阵室性心动过速,应立刻终止试验。若试验过程中出现房颤,就能很好地解释患者的症状,亦无须继续试验。

学习要点

静息时心电图上的室性异搏常在运动中消失。但若在运动过程中,室性异搏频率增加,或出现短阵室速,则应终止试验。

3.4.4 心肌缺血

出现心肌缺血是最常见的提前终止试验的原因。本书各章节均涉及这一问题,有助于读者学习识别典型ST段压低。注意,应在出现ST段压低2mm前,就通过识别其他轻微心肌缺血表现(如ST段轻度压低或抬高),提前终止试验。若试验过程中明确出现ST段压低2mm或更多,说明患者已出现心肌缺血。此时不应迫使患者继续运动。处理策略取决于患者个体情况及其CPET目的。如果患者因呼吸困难查因进行CPET,并在试验过程中出现了ST段压低,即可诊断心肌缺血并终止试验。如果患者已被诊断心绞痛,进行CPET目的是手术前评估运动耐力,则可适度坚持。高血压患者或年轻女性患者在剧烈运动时,常有ST段轻度改变(如ST段抬高1mm),这不是终止试验的绝对指征。

实用技巧

　　当进行 CPET 督导时,应时刻关注心电图变化,不应被其他显示生理变化的图表影响注意力。

3.4.5　血压

　　CPET 过程中,血压的正常变化是随运动而稳步上升。收缩压正常可升高到至少 150mmHg(1mmHg≈0.133kPa),但舒张压往往维持在静息状态水平。若收缩压升高到超过 250mmHg 或舒张压升高至 120mmHg,应终止试验。若血压在运动过程中未能上升,也应重视。

实用技巧

　　在平板运动过程中测量血压非常困难,且常用血压测量设备(如家用血压计)在运动情况下无法正常测量。运动时,最佳血压测量设备为声音分析设备。对于有些患者来说,测血压很关键(如患有脑血管疾病或动脉瘤),这种情况下,医生应寻求多种血压测量方式。在进行 CPET 前,应保证有可靠的血压测量设备,提前做好备用方案,以防试验过程中血压设备出错。

　　若外周动脉血管扩张,但左室每搏输出量没有增加,则收缩压不会出现正常升高。运动期间收缩压未能稳定升高提示心搏量偏低。收缩压下降则是一种警报,意味着每搏输出量不足以应对外周血管阻力(PVR)的下降。收缩压较静息状态时下降 10mmHg 提示异常,测试开始前降至低于静息读数亦提示异常。

　　若动脉血管存在动脉粥样硬化,外周血管难以扩张,则随着心输出量增加,收缩压会骤然升高,舒张压也可升高。

3.4.6　氧饱和度下降

　　氧饱和度下降在 CPET 中并不常见,但会出现在那些未接受干预的肺病患者中(合并或不合并肺血管病)。目前,对运动中的氧饱和度阈值并无明确界定,但对于诊断性 CPET,若患者静息氧饱和度正常,则运动过程中氧饱和度<90%时应终止试验(终止试验后,氧饱和度常常先是稍微降低,然后上升)。

一些运动员可出现运动中氧饱和度下降(可较静息状态下降4%或更多)。运动性动脉低氧血症(EIAH)原理尚不清楚,可能与通气受限、分流及温度相关血红蛋白氧解离曲线变化有关。这一现象尚无相关指南,需结合CPET其他变量及病史再做进一步检查。

> **实用技巧**
>
> 运动过程中氧饱和度下降是一种不良征兆,提示机体可能发生了较为严重的病理变化。但当受试者双手用力握住踏车把手时,可能影响指脉氧饱和度检测。因此,当检测到指尖血氧饱和度下降时,应先让患者松开把手(若使用耳垂或前额探测仪检测血氧饱和度,则不会遇到这类问题),若SpO_2可急速上升,则很可能是假象。真正的SpO_2下降是缓慢的、渐进性的,且在终止运动后可缓慢回升。若已知受试者外周血管灌注差(如手脚冰凉),则应考虑使用前额氧饱和度探测设备检测SpO_2。

3.5　终止标准

CPET目标是使受试者达到运动能力极限,当受试者无法踩动踏车时(通常定义为转速<60转/分)可终止试验。若试验过程中诊断证据已经明确,则无须继续试验。若试验过程中出现了新发ST段压低或既往未确诊过的心律失常,则不应冒险继续试验。提前终止标准如下(框3.2)。

> **框3.2　CPET提前终止标准**
>
> - 出现发绀或氧饱和度下降
> - 面色苍白
> - 共济失调
> - 眩晕
> - 晕厥前期

(待续)

框3.2(续)

- 收缩压>250mmHg
- 舒张压>120mmHg
- 收缩压低于静息血压
- 出现束支传导阻滞或房室传导阻滞
- 心电图电轴改变
- 新发ST段压低或T波倒置等心肌缺血表现

临床场景

亚极量运动

分析CPET结果时,确定受试者试验过程中的努力程度至关重要。通过对受试者观察,可以给医生很好的提示,出现下列指标之一亦可能提示受试者已尽力:

- 最大心率较高
- RER>1.2
- 出现清晰的RCP
- CPET终止时,测得血乳酸>4mmol/L

在进行了详细运动生理学研究之后,再讨论这些问题。

3.6 症状评分

CPET终止时,评价做功程度的方式包括主观用力程度分级(RPE)、气促[使用视觉模拟量表(1~10)或Borg呼吸困难量表]、下肢劳累、伴或不伴胸痛。很关键但常被忽视的一点,是在使用Borg量表时(框3.3和框3.4),需应用特定的术语,例如,评价呼吸困难程度时,2/10分是轻度的,5/10分是严重的,应告诉受试者标准的症状描述方式(注意,受试者偶尔会主动说感觉"有点喘不上气")。

框3.3　主观用力程度分级表	
6　无劳累感	14
7　极轻微劳累感	15　劳累
8	16
9　非常轻度的劳累感	17　非常劳累
10	18
11　轻度劳累	19　极度劳累
12	20　劳累极限
13　有些劳累	

框3.4　Borg呼吸困难评分

进行试验前，阅读以下内容

　　Borg呼吸困难量表用于评估受试者呼吸困难程度。在试验开始前、进行过程中及试验结束后，我们使用此量表评估您的呼吸困难程度。

　　请提前阅读该量表并了解可选内容。

　　量表顶端"0或完全没有"意味着完全没有呼吸困难症状。

　　量表底端"10或极限"意味着您曾经经历过的或想象得到的，程度最为严重的呼吸困难。

　　注意，5分即意味着严重的呼吸困难。

0　完全没有

0.5　非常非常轻微

1　非常轻微

2　轻微

3　中度

4　有点严重

5　严重

6

7　非常严重

（待续）

框3.4(续)

8
9　非常非常严重
10　极限

实用技巧

试验后不要只询问患者"您感觉如何?",应使用更客观的方式评估受试者的症状及呼吸困难程度。

3.7　恢复期

CPET终止后,受试者不能立刻离开。在恢复期,不仅能获得许多宝贵数据,同时恢复期还是最易发生不良事件的阶段之一。在恢复期,应尽一切可能让受试者无负荷空蹬踏车。突然完全终止运动可能诱发低血压或心律失常。心率在5min左右恢复正常,对心率恢复慢的患者应额外关注。恢复期也可能是心律失常的首发时间段,因此,对于心律失常发生概率较高的受试者,在试验终止后应继续维持至少5min的心电监护。恢复期结果也可为心血管适应性及预后提供一些线索。

学习要点

试验终止后,心率恢复的速度较慢,提示受试者心脏病变严重以及整体心肺功能较差。

目前,已知运动诱发性支气管痉挛(EIB)可能仅出现在恢复阶段,因此,应在试验终止后的1min及5min测量FEV_1。然后可回溯试验数据并做出判断。

学习要点

在CPET结束大约10min内,如果FEV_1下降≥15%,则强烈提示患者患有EIB,若FEV_1未下降,也并不能除外该诊断。

生理学

心输出量(CO)

有氧运动需要心血管系统从肺向肌肉运输大量氧气。为达该目的,最明显的方式是增加心率。除提升心率外,机体还会增加心脏每次收缩时的泵血量——即每搏输出量(SV)。当肾上腺素水平升高时,可刺激心肌纤维,提高每搏输出量(在重症监护室给患者使用正性肌力药,以提高每搏输出量,恰与循环中肾上腺素增加引起的生理效果一致)。左、右心室每搏输出量必须一致。在临床上,左心室功能异常是心输出量(CO)降低的最常见原因,但在 CPET 中,有很大一部分患者,其运动受限原因是右室功能异常,常见于肺血管疾病。右室每搏输出量下降会引起左心室血量减少,可搏出的血量相应减少。

$$CO=SV×HR$$

每搏输出量也受前负荷及后负荷影响。对右心室而言,前负荷即中心静脉压,而对左心室而言,前负荷指肺静脉压。在运动过程中,心血管系统中血流含量增加意味着回心血量增加,则前负荷增加,心室收缩前体积增加,每搏输出量相应增加。

若后负荷下降,即左心室泵出血液至动脉时需对抗的动脉压降低(对右心室而言,即肺动脉压),则每搏输出量相应增加。运动过程中,动脉压增加,但其对每搏输出量的影响会被心肌收缩力增加所抵消。

运动过程中,心血管系统最重要的生理改变是心输出量的重新分布。参与运动的肌肉间动脉,血管平滑肌舒张,致动脉扩张,使更多的血流到达该骨骼肌。上述过程可量化为外周血管阻力(PVR),即在运动过程中PVR下降(为测得PVR,需要知道动脉压、静脉压及心输出量)。

在关于血压(BP)、心输出量及外周血管阻力(PVR)的方程中,涉及了平均动脉压(MAP)。MAP是心动周期中的平均动脉压,为直接测得此数值,需使用有创操作技术。因为心动周期中约1/3是收缩阶段,可将1/3的收缩压与2/3的舒张压相加的方法来估算MAP。例如,若血压是120/90mmHg,则MAP为40+60=100mmHg。

　　若动脉血管扩张,PVR下降,则在CO不变的情况下,MAP下降(血管扩张在感染性休克时常见)。CO是SV和HR的乘积,运动中SV和HR都会上升,在CPET过程中,期望CO有所上升。当CO上升,扩张血管中将有更多的血流,MAP通常会稳定或上升。MAP、CO和PVR的关系可用如下公式表示:

$$MAP=PVR×CO$$

　　因为左心室在运动过程中向动脉泵入大量血液,因此,MAP的增加大部分来自收缩压的上升;而舒张压可能不会有变化,甚至由于外周血管舒张,舒张压可能会下降。

(李薇 译　任晓霞 校)

延伸阅读

Albouaini K et al. Cardiopulmonary exercise testing and its application. Heart. 2007 Oct;93(10): 1285-92.

Dempsey JA and Wagner PD. Exercise-induced arterial hypoxemia. J Appl Physiol (1985). 1999 Dec;87(6):1997-2006.

Dominelli PB and Sheel AW. Exercise-induced arterial hypoxemia; some answers, more questions. Appl Physiol Nutr Metab. 2019 Jun;44(6):571-9.

Myers J et al. Supervision of exercise testing by non-physicians. A scientific statement from the American Heart Association. Circulation. 2014 Sep;130(12):1014-27.

微信扫码
☆看【审后记】

第4章
如何进行CPET

本章要点

标准CPET包括：

- 使用功率自行车或跑步机
- 采用递增负荷方案
- 坚持至最大努力
- 症状限制
- 以一口气接一口气法呈现结果

4.1 运动方案、功率自行车与跑步机

CPET有许多不同的运动方案和测量技术，名目众多，不太易懂。如今CPET较多采用功率自行车。应思考一下为何选择功率自行车，或为何选择跑步机：

- 许多受试者愿意使用跑步机，因为快走或者上坡的动作能诱发症状，其平日可能很少骑车。

- 跑步机方案选择有限，做功难以量化。功率自行车运动方案更容易控制和分级。

- 在跑步机上跑步时，受试者动用更多肌肉，表现出更高的运动耐量。同一位受试者在跑步机上的峰值摄氧量（$\dot{V}O_2$）比功率自行车高5%~10%，在选择预测值或比较不同模式下测试结果时要注意这一点。

- 跑步机信号里有更多运动伪差,血压更难准确测量。
- 与功率自行车相比,步行试验中的血氧饱和度降低更加普遍。因此,如果血氧饱和度降低是关键指标的话,应选跑步机。
- 如果患者有原位起搏器,在功率自行车运动期间起搏器反应可能无法满足机体需求(如果起搏器是通过感知行走运动来调节的话),则患者更适合跑步机运动方案。

4.2　递增功率负荷与恒定功率负荷

当在试验中想明确特定生理问题或评估干预效果时,可选稳态运动测试方案,即恒定功率连续踏车。如果给过低的负荷,或者受试者比预期健康,恒定功率踏车可能会持续很长时间(如受试者因感到无聊而终止,有用的数据信息因此而变少)。

更常用的是递增功率负荷运动,功率逐渐增加到受试者能够达到的最大水平(图4.1)。选择斜坡式递增负荷是为了让测试持续大约10min——不会因为时间太长使受试者感到无聊和(或)因车座不舒适而停止,也不会因为负荷量的瞬间增加使得受试者因运动太难而终止。采用斜坡式递增负荷,在跑步机上,每隔几分钟负荷递增会比较明显,而在功率自行车上,每次递增幅度可能小到难以察觉。

较低负荷恒定功率运动试验可用于检测外周肌肉问题(图4.2),称为"亚无氧阈运动试验(SATET)",包括约10min的低负荷恒定功率运动试验,在测试结束时测定血乳酸水平;如果结束时乳酸水平较高,则肌病可解释症状,即在较低的运动负荷下产生比预期更多的废物。

同样,用于运动诱发性支气管痉挛诊断的运动方案也不同于标准CPET方案,有一个短时间的恒定负荷,目的是保持心率在预计值85%以上运动约6min。

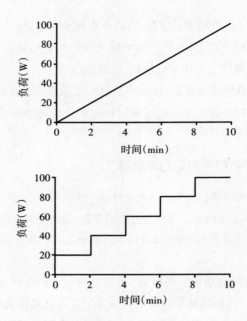

图 4.1 CPET 负荷方案。斜坡式递增负荷（每 min 10W）和阶梯式递增负荷（每 2min 20W）。

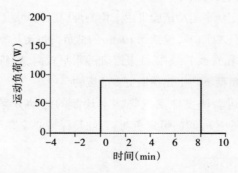

图 4.2 亚无氧阈运动试验（SATET）的恒定运动负荷方案。

4.3　一口气接一口气法

　　在运动试验发展早期,患者在 1min 内呼出的所有气体都被收集在大 Douglas 袋内;然后在测试结束时分析每个袋中的气体成分。现在更快的分析技术可以对单次呼吸进行分析。这些"一口气接一口气"测量值通常是对几次呼吸(或固定秒数内的数据)取平均值,以画出平滑曲线图。在图 4.3 当中,运动期间通气量增加;虽然这是一幅"一口气接一口气"的图,但每分钟只显示 5 个点,这 5 个点的数据来自计算机自动计算几次呼吸数值的平均值,这样画出的曲线更为平滑。

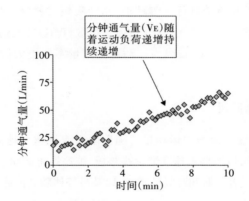

图 4.3　一口气接一口气法图显示了 CPET 期间分钟通气量($\dot{V}_E$)上升。每个点是几次呼吸的平均值。

学习要点

　　多数 CPET 均以递增负荷进行症状限制最大运动,直到受试者蹬不动为止。CPET 结果多以一口气接一口气法显示。

4.4　CPET 的不同阶段

　　在确保设备被校准和正常工作后,调整自行车以适应受试者,为受试者连接监测设备,并向受试者解释每一步的做法,佩戴咬嘴或面罩,测试即可开始。

4.4.1 静息基线阶段

佩戴面罩本身即有可能改变受试者呼吸模式,所以需要1~2min来稳定,以得到稳定的静息状态基线测量结果。呼吸气体交换率(RER)是一个很好的稳定性测量指标,在静息状态下应在0.6~0.8。在此阶段,RER>0.9提示急性过度通气,<0.6提示需要重新定标。

4.4.2 无负荷空蹬阶段

一旦受试者开始踏自行车脚踏板,其呼吸模式就会发生变化,这种变化与肌肉做功增加有关。在此阶段,体重指数(BMI)较大的患者通常会有更高氧耗(即摄氧量,$\dot{V}O_2$),因为移动更大重量需要更大做功。同样需要1~2min才能稳定。

4.4.3 负荷递增阶段

在此阶段,缓慢地增加运动量。随着阻力变得越来越大,到某个时间点,受试者将无法按照要求速度继续踩踏板,被迫停止运动。要重点记录终止运动原因、受试者下肢和呼吸的感觉,以及是否伴随其他症状。

4.4.4 恢复阶段

如前一章所述,试验结束后值得进行几分钟心电图监测;在恢复阶段,有时会出现信息的变化。CPET后几分钟内偶尔会第一次出现心律失常。如果在5~10min后,受试者感觉恢复正常,可断开监测设备,允许受试者离开。

4.5 图形显示

上文已介绍了一口气接一口气的图示(图4.3)。接下来,看如何在该图上识别不同阶段。

4.5.1　CPET 的阶段

在试验中显示的图表和随后生成的报告上,通常会有垂直线标记试验的不同阶段。图 4.4 中所示的图常被视为"九宫图"的一部分。九宫图旨在帮助临床医生快速判读和理解一组数据,就像速览"概要"一样。对于许多初次接触该领域的临床医生来说,"九宫图"就如铜墙铁壁一样难以攻克、令人沮丧。而四宫图相对简单,可用来显示某一特定方面,如通气。首先,了解本运动实验室的报告模板。学会准确阅读之后,即使不按部就班看全页,也能迅速抓住所需信息,并照此处理下一项任务。

在这本书中,没有以九宫图形式整体呈现 CPET 的阶段,而是单独分析每个图以便于理解。为保持清晰,后续图中省略了垂直线——所有范例均从时间零点开始加上负荷,静息阶段和空蹬阶段则分别从 –4min 和 –2min 开始。运动持续时间被统一简化为 8min;在临床实践中,由于受试者症状不同,持续时间差异较大。

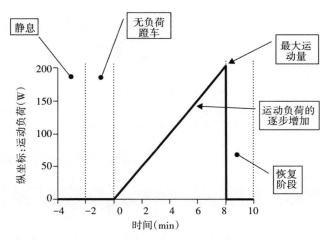

图 4.4　展示了在测试不同阶段,CPET 的运动负荷。

实用技巧

如果对结果呈现格式不太熟悉,找到运动负荷−时间图有助于识别不同阶段。

4.5.2 预测值和范围

在CPET图上,如果看到一条水平线,这可能是预测值。有时有两条水平线用于CPET参数的正常上限和下限。加上测试阶段的垂直线,图看起来更像是"五子棋"的网格。

本书例图尽可能简单——没有垂直线,只有一条y轴和一条水平线来显示预测值(图4.5)。这里的原则同样适用于彩色九宫图。当在同一图上展现两个参数时,同一参数的轴标签、点和预测值水平线颜色统一。

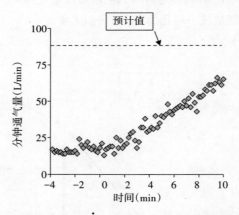

图4.5 CPET期间的分钟通气量($\dot{V}_E$)上升,但低于最大运动量的预测水平(虚线)。

实用技巧

注意查看CPET图轴上的数字。一些计算机系统将图进行"自动缩放"以填充整个版面(图4.6)。在更高级别的图中,轴上刻度可能不是线性递增的。为了识别"转折点",必须使用x轴和y轴刻度比例相同的"正方形"图。

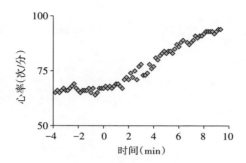

图4.6 CPET期间的心率（HR）：很小的心率上升被y轴的自动缩放功能放大了。

生理学

运动负荷

瓦特（简称"瓦"，缩写为W）有时被用作CPET图上的x轴。其代表抵抗跑步机/功率自行车阻力的对外做功，在递增负荷方案中，瓦数稳步增加。

一瓦就是一焦耳每秒。焦耳和卡路里一样，都是能量的单位。已知摄氧量，则可计算出受试者的做功效率（每摄入1mL氧气所对外做功），一般为10mL/(min·W)（图4.7）。在临床实践中这种计算用处不大。为简化，这本书中的多数图表以时间为x轴。

另一个常用单位是"MET"（梅脱），即运动代谢率与静息代谢率之比。1 MET定义为1kcal/(kg·h)，约等于静坐时的能量消耗。MET同时表示运动耗氧量是静息耗氧量的倍数[静息耗氧量约为3.5mL/(kg·min)]。于健身房的自行车或跑步机上锻炼时，可使用MET估算摄氧量，无须直接测量呼吸参数。

代谢当量（MET），通常用于"量化"特定活动的代谢消耗。身体活动汇编中（见延伸阅读）描述了多数日常体力活动或作业活动的代谢当量；举例，终止试验时只达到3个MET，表示受试者不能做剧烈运动，包括中高强度抗阻。讨论受试者作业活动及活动耐量时，这份身体活动汇编十分有用（参见延伸阅读中的参考文献）。

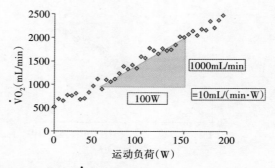

图4.7 CPET期间的摄氧量（$\dot{V}O_2$）。正常斜率为10mL/(min·W)。肥胖受试者的斜率会更高。

临床情况

肥胖

　　肥胖者的CPET结果理解起来有些特别之处。与其他章相同，此处以mL/(kg·min)来表示摄氧量，而不是mL/min。如果受试者肥胖而摄氧量以mL/(kg·min)为单位，将会是一个非常低的数字。并非每个肥胖者的体适能都会下降，其实刚好相反，负荷额外重量会改善心血管的适应性，体现在心脏对运动的变时反应更好。踏功率自行车时需要用额外力量移动较重的双腿，所以摄氧量-功率的曲线会更陡（见图4.7）。

（于春艳 译　贺若曦 校）

延伸阅读

For an online compendium of metabolic costs for activity, see: Compendium of Physical Activities: corrected METs. https:// sites.google.com/ site/ compendiumofphysicalactivities/ corrected-mets

Balady GJ et al. Clinicdian's guide to cardiopulmonary exercise testing in adults: a scientific statement from the American Heart Association. Circulation. 2010 Jul;122(2):191-225.

Bernhardt V and Babb T. Exertional dyspnoea in obesity. Eur Respir Rev. 2016 Dec;25(142):487-95.

Hansen JE et al. Predicted values for clinical exercise testing. Am Rev Respir Dis. 1984 Feb;129(2

Pt 2):S49-55.

Nashef L et al. Screening for mitochondrial cytopathies: the sub-anaerobic threshold exercise test (SATET). J Neurol Neurosurg Psych. 1989 Sep;52(9):1090-4.

Neder JA et al. Reference values for dynamic responses to incremental cycle ergometry in males and females aged 20 to 80. Am J Respir Crit Care Med. 2001 Oct;164(8 Pt 1):1481-6.

微信扫码
☆看【审后记】

第 **2** 部分

心肺运动试验关键参数

第5章
摄氧量

本章要点

- 最大摄氧量($\dot{V}O_2max$)是最重要的 CPET 参数。
- 很多人认为 $\dot{V}O_2max$ 是 CPET 判读的起点。
- $\dot{V}O_2max$<预计值的80%是异常的。
- $\dot{V}O_2max$ 越低,预后越差。
- "功能性"运动耐力受体重影响,$\dot{V}O_2max$ 常用体重调整后标化值来表示。

5.1 什么是摄氧量?

摄氧量($\dot{V}O_2$)是人体在新陈代谢中单位时间所利用的氧气量,主要发生在线粒体中。其为吸入和呼出氧气量之间的差值,以 mL/min 表示,或按体重标准化或指数化,以 mL/(kg·min) 表示。

5.2 如何测量摄氧量?

让受试者含住咬嘴或戴上面罩,以观察其吸入和呼出的空气量。吸入含氧量为21%的空气。通过氧气分析仪检测呼出空气中剩余的含氧量。这样就很容易计算出人体所消耗的 O_2 量。

生理学

细胞呼吸

　　快速回想一下呼吸是怎么发生的。肌肉需要能量才能收缩,而能量来自燃料的燃烧。碳水化合物是燃料,其通过氧气"燃烧",产生代谢废物CO_2和H_2O。

　　燃料$+O_2=CO_2+H_2O+$能量

　　当葡萄糖为底物时,化学方程式为:

　　$C_6H_{12}O_6+6O_2=6CO_2+6H_2O+$能量

　　需注意,该公式中O_2和CO_2的量相等:

　　$6O_2=6CO_2$

　　此时呼吸商(RQ)为1。如果底物为脂肪,这一比率<1.0,产生的CO_2的量比消耗的O_2的量少。

5.3　$\dot{V}O_2$max或$\dot{V}O_2$peak

　　在运动测试中,$\dot{V}O_2$达到的最高值通常被称为最大摄氧量($\dot{V}O_2$max)。从严格意义上说,应在多次给定不同负荷进行运动试验后获得此值,以确保达到真正的最大摄氧量。然而,在标准的临床CPET中,很难做这么多次试验去求取最大摄氧量,实践中术语$\dot{V}O_2$max与$\dot{V}O_2$peak可互换使用。$\dot{V}O_2$peak本指在单次测试期间记录的最高值,其与$\dot{V}O_2$max不完全相同,$\dot{V}O_2$max是个人可达到的最高值(通常是在峰值运动附近的一段时间内的平均值)(图5.1)。然而,为了简化且符合临床实践常态,在本书中使用术语$\dot{V}O_2$max。

5.4　$\dot{V}O_2$max应该是多少?

　　$\dot{V}O_2$max受个人年龄和性别的影响,受身高影响较小(图5.2)。

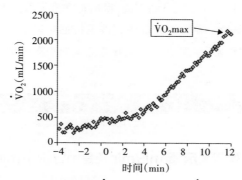

图5.1 症状限制心肺运动试验中$\dot{V}O_2$上升的情况。$\dot{V}O_2$max（或$\dot{V}O_2$peak）是试验能达到的最高值。

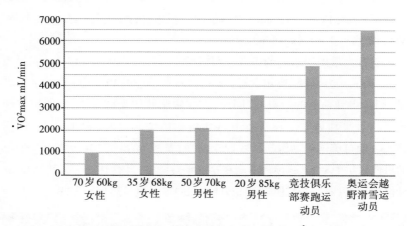

图5.2 不同受试者在功率自行车上测得的$\dot{V}O_2$max。

为计算出受试者在$\dot{V}O_2$max方面应达到何种水平，将多项研究的数据结合在一起进行回归分析，从而建立预计值公式。例如，从针对男性的5项研究中得出：

$\dot{V}O_2$max[mL/(kg·min)]=50−0.4×年龄（岁）

为获得mL/min，乘以以千克为单位的理想体重（IBW）：

IBW（kg）=71.6×身高（m）−51.8

　　这些计算由CPET计算机自动完成,得出正常值下限。关于"最佳"参考范围的数值仍有争论。在欧洲人群中,"波美拉尼亚健康研究"(SHIP)数据集提供了全面的"正常"参考值。有关参考范围的更多详细信息,参阅本章末尾的延伸阅读。

实用技巧

　　在判读报告前务必核对患者的性别和年龄,以采用正确的正常值。

5.5　VO_2max如何表示:是mL/min还是mL/(kg·min)?

　　VO_2max的最佳表达方式是L/min或mL/min。但作为一种预测工具,大部分VO_2max实际上报告的VO_2的单位为mL/(kg·min)。运动员说到自己的"VO_2max",也是以mL/(kg·min)为单位的。环法自行车赛冠军Greg LeMond的VO_2max高达92mL/(kg·min)。

　　对于有大量外周水肿的患者,应估计"干"体重;否则以mL/(kg·min)为单位的VO_2max会偏低(换句话说,以mL/min为单位的VO_2值除以过多千克重量,则会得到偏低的结果)。同样,在非常肥胖的受试者中,应使用皮肤卡尺等来计算瘦体重。在实践中,VO_2值的单位通常为mL/(kg·min)。例如,表5.1摘自美国运动医学学院(ACSM)的表格,给出了50~59岁有久坐习惯的男性医生的VO_2max预计值。在这一年龄段中,只有1%的人,其VO_2max预计值<21mL/(kg·min),所以20mL/(kg·min)这个值显然是异常的。

表5.1　50~59岁正常男性最大摄氧量(VO_2max)的分布

VO_2max[mL/(kg·min)]	54	47	43	41	38	37	35	33	31	28	26	21
<VO_2max的正常人群的百分比	99	90	80	70	60	50	40	30	20	10	5	1

　　体重调整后的VO_2max也可以用来表示一个人的"功能"储备。例如,>25mL/(kg·min)被视为功能正常,而<15mL/(kg·min)被视为功能严重受损(参见NYHA分类)。

实用技巧

超重对 $\dot{V}O_2$ 的影响可用来估计肥胖对个人功能储备的影响,也就是说,体重调整后的 $\dot{V}O_2$ 是 16mL/(kg·min),则同一个人体重在理想体重(IBW)时 $\dot{V}O_2$ 应为 25mL/(kg·min),那么这可能有助于评估比较体重与其他因素引起的功能下降,即体重对运动耐量的影响。

学习要点

在运动耐量方面,通常认为,$\dot{V}O_2max<20mL/(kg·min)$ 为轻度受损;$<15mL/(kg·min)$ 为中度受损;$<10mL/(kg·min)$ 为重度受损。

5.6 $\dot{V}O_2max$、性别和年龄

男性的 $\dot{V}O_2max$ 值往往比女性高出 10%~20%,这与男性有更高血红蛋白浓度、更多骨骼肌容量和更高心搏量有关。在 30 岁之后,$\dot{V}O_2max$ 每十年下降约 10%。回到 ACSM 表,表 5.2 显示了不同年龄男性和女性 5% 分界值。换句话说,只有 5% 的正常人群的 $\dot{V}O_2max$ 会低于该值,这种受试者被归为"异常"。$\dot{V}O_2max$ 为 20mL/(kg·min)对于 20 岁的男性来说显然是异常的,但对于 70 岁的男性或 60 岁的女性来说可能是正常的。

表5.2 不同年龄组最大摄氧量($\dot{V}O_2max$)的正常值下限		
	$\dot{V}O_2max[mL/(kg·min)]$	
年龄(岁)	男性	女性
20~29	32.3	26.4
30~39	31.1	25.5
40~49	29.4	24.1
50~59	25.8	21.9
60~69	22.1	20.1
70~79	19.3	17.9

学习要点

女性的 $\dot{V}O_2max$ 正常预计值比男性低10%~20%。超过30岁后，$\dot{V}O_2max$ 正常预计值每10年下降约10%。$\dot{V}O_2max$ 取决于所使用的总肌肉量。因此，与功率自行车相比，采用跑步机做运动试验得到的摄氧量会更高。

5.7　什么是"正常"的 $\dot{V}O_2max$?

虽然图可显示出受试者实测值与预计值的接近程度，但结果仍然需要用表格显示出来（表5.3）。

表5.3　在接受心肺运动试验的个体中，最大运动时的摄氧量（$\dot{V}O_2max$）的测量值和预计值

	测量值（mL/min）	占预计值的百分比（%）
$\dot{V}O_2max$	1845	90

*$\dot{V}O_2max$>预计值的80%，因此在正常范围内。

CPET中的正常值被界定为预计值的80%。这种方法的问题在于，预计值越大，正常值的可变性就越大。使用预测的百分比也没有考虑到正常个体的差异明显受到性别，年龄和身高的影响；也就是说，一组年轻、个子矮小的男性可能与年龄较大、个子较高的男性（或相同年龄的较高女性）具有相同的 $\dot{V}O_2max$ 预计值，但每组之间的 $\dot{V}O_2max$ 变异率可能大不相同。正常值范围最好使用特定人群的参考范围，然后将"异常"定义为低于正常下限（更多的信息参见延伸阅读）。

另一种选择是使用百分位表，如ACSM的百分位表（见延伸阅读）。这些受试者以性别、身高、年龄段（20~79岁，每5岁一组）分组。排在最后20%的人通常被认为"表现不佳"，而排在最后的5%（低于第5个百分位数）则被定为"异常"。随着得到的CPET正常数据量的持续上升，很快就能得到可靠的正常值范围，就像在肺功能测试中的正常值范围一样。尽管有缺陷，但以预计值80%定为正常界值尚可满足目前需求。

临床情景

在呼吸困难患者中测出正常的$\dot{V}O_2max$

运动中呼吸困难的患者为何会有正常的$\dot{V}O_2max$? 多数情况下这确证了机体没有严重问题。但当$\dot{V}O_2max$呈下降趋势时,即便仍在正常范围内,也还是需要注意。例如,$\dot{V}O_2max$之前是预计值的140%,现在是预计值的110%。这时即使患病也还处于相当早期,推迟一段时间再治疗的话,后果也不严重。如果患者主诉呼吸困难,即便CPET结果已证实有氧运动耐量正常,也要仔细检查数据寻找病因,包括呼吸模式异常(dysfunctional breathing)或EIB。如果没有找到证据,也可观察数月后随诊并复查CPET,期间可行运动训练(见第19章)。

5.8 什么原因导致了$\dot{V}O_2max$降低?

$\dot{V}O_2max$降低的原因需要解释(图5.3),本书后文介绍了多种分析的方式(框5.1)。

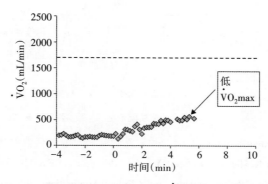

图5.3 症状限制的CPET结果举例,$\dot{V}O_2max$远低于预计值。

框 5.1　VO_2max 降低的一些原因

- 在达到生理上最大运动耐量之前就停了下来,可能是努力不足或关节痛等
- 体适能水平不佳,最大运动耐量低于应有的水平
- 患有心脏病,循环不能将足够的 O_2 输送至肌肉
- 患有肺病,不能将 O_2 送入肺部或从肺部送入循环
- 患有肌肉疾病,无法有效地摄取 O_2,因而无法继续运动
- 在 O_2 运输方面有问题,即血液中 O_2 含量低或携 O_2 能力低(例如贫血)

总体而言,如果 CPET 中受试者已尽最大努力,$\dot{V}O_2max$ 降低,说明 O_2 运输链上的某个环节存在问题。Wasserman 和 Whip 首创性地提出了一套连锁齿轮概念(见本书末尾的"参考文献"),其描述了从空气中吸入氧气并将其输送到肌肉的过程,这是一系列生理上相互连锁的过程(图 5.4)。在整本书中,会反复提到这一概念。

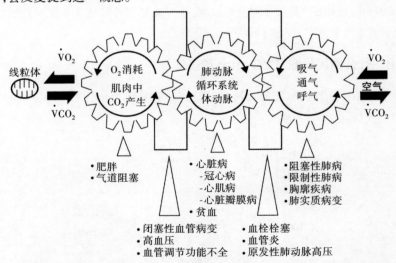

图 5.4　Wasserman 和 Whipp 对运动中涉及的连锁过程的经典描述。[Reproduced from Wasserman K, Hansen JE, Soe DY, et al., Principles of Exercise Testing and Interpretation: Including Pathophysiology and Clinical Applications, 4th edition, Copyright (2004), with permission from Wolters Kluwer Health, Inc.]

5.9　V̇O₂max和死亡率

许多研究现在已在探索 $\dot{V}O_2max$ 预测不良结局的能力,尤其是在并发症或死亡风险较高的患者中。这些研究的主要发现有3种:

1. 在普通人群中,即使没有明显慢性病, $\dot{V}O_2max$ 的降低也与早死有关。

2. $\dot{V}O_2max$ 与心脏和肺部手术的死亡风险或主要并发症密切相关,并在不同程度上与其他部位大手术的不良预后有关。

3. 在许多慢性心肺疾病中, $\dot{V}O_2max$ 的降低与不良预后有关。例如,间质性肺病(ILD)、慢性阻塞性肺病(COPD)和囊性纤维化。

(贺若曦 译　于春艳 校)

延伸阅读

Guazzi M et al. 2016 focused update: clinical recommendations for cardiopulmonary exercise testing data assessment in specific patient populations. Circulation. 2016 May;133(24):e694−711.

Hill AV and Lupton H. Muscular exercise, lactic acid, and utilization of oxygen. QJM. 1923 Jan;16(62):135−71.

Koch B et al. Reference values for cardiopulmonary exercise testing in healthy volunteers: the SHIP study. Eur Respir J. 2009 Feb;33(2):389−97.

Levett DZH et al. Perioperative cardiopulmonary exercise testing (CPET): consensus clinical guidelines on indications, organization, conduct, and physiological interpretation. Br J Anaesth. 2018 Mar;120(3):484−500.

Neder JA et al. The pattern and timing of breathing during incremental exercise: a normative study. Eur Respir J. 2003 Mar;21(3):530−8.

Riley M et al. Gas exchange responses to constant work rate exercise in chronic cardiac failure. Br Heart J. 1994 Aug;72(2):150−5.

Takken T et al. Reference values for cardiopulmonary exercise testing in healthy subjects— an updated systematic review. Expert Rev Cardiovasc Ther. 2019 Jun;17(6):413−26.

Whipp BJ. Dynamics of pulmonary gas exchange. Circulation. 1987 Dec;76(6 Pt 2):VI18−28.

微信扫码
☆看【审后记】

第6章
心率

本章要点

- 在峰值运动时,正常受试者通常能接近其最大预计心率(超过预计值 80%):心输出量决定运动能力。
- 体适能水平欠佳的受试者和心脏病患者此时也能达到最大预计心率的 80% 以上,但他们的最大摄氧量较低。
- 如果最大运动心率低于预计值,可能原因如下:
  - 受试者未尽力完成测试。
  - 有除心脏以外限制运动能力的因素,如肺。
  - 可能存在心脏变时性功能不全,或患者正在使用 β 受体阻滞剂。
  - 每搏输出量(SV)可能会因心率急剧上升而受限,因此,当运动停止时,心率仍然很低。
- 摄氧量–心率曲线可提供运动受限的深层次原因。

6.1　正常心率反应

　　受试者在心肺运动试验期间,心率通常稳步上升,并在峰值运动时达到最大值(图6.1)。

　　可用图线表示心率与时间、功率及摄氧量间的关系。将 x 轴设定为时间轴,在报告中,可将受试者的最大运动心率与最大预计心率进行比较(表6.1)。用以下公式计算最大预计心率:

44

心率(bpm)=220−年龄(岁)

或:

心率(bpm)=208−0.7×年龄(岁)

如果患者正在使用β受体阻滞剂,需使用其他公式进行计算(详见延伸阅读)。心率是限制正常受试者运动能力的因素,即受试者在峰值运动时心率会接近或超过其最大预计心率。

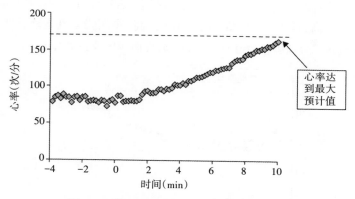

心率达到最大预计值

图6.1　在心肺运动试验中心率稳步上升。

表6.1　受试者在心肺运动试验中的最大摄氧量(VO₂)和最大心率的实测值与预计值

	峰值运动:	
	测量值	占预计值百分比(%)
摄氧量(mL/min)	2006	92
心率(次/分)	178	90

学习要点

在峰值运动时,正常受试者可达到其最大预计心率的80%或以上。

6.2　高静息心率

高静息心率在焦虑患者中并不少见,但常在运动开始时出现,随后正常上升(图6.2)。某些疾病可引起静息心动过速(如甲状腺功能亢进)。持续性心动过速也可能提示心室功能减退;由于无法提升每搏输出量,因此,加快心率是增加心输出量的唯一方式。

有自主神经功能障碍或体位性心动过速综合征(PoTS)的患者在静息时心率可能升高,其从卧位到站立时心率可升高>30次/分。在运动后期,体位性心动过速综合征患者会遵循正常的变时性曲线出现心率增快。

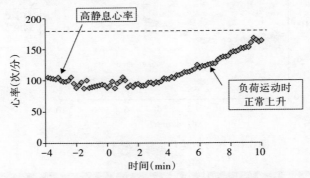

图6.2　静息时心率偏高,但运动负荷增加时正常上升。

6.3　低心率储备

峰值运动时心率超过最大心率预计值的80%通常被称为低心率储备(HRR),即该类人群进一步增加心率的可能性非常有限。一个正常的受试者在峰值运动时将达到最大心率预计值的80%及以上,其最大摄氧量也是正常的。不健康受试者和左心室功能受损者心率升高会很快,因为提高其心输出量的唯一方式是增加心率(图6.3),这种情况也见于右心室输出功能受损的肺血管疾病患者,这些受试者的最大摄氧量都较低。

在图6.1和图6.3中,受试者都达到了他们的心率预计值,但从这些图中并不能立即判断出是否存在异常。一种解决方案是将摄氧量设为x轴,而非时间,见"6.6 心率-摄氧量曲线"。

　　不要因为受试者达到了其心率预计值就停止心肺运动试验,应让其继续运动,直到其因为症状而不得不停止(除非受试者出现心律失常等)。记住,多数情况下使用(220−年龄)作为最大心率预计值的计算公式,标准差为10次/分,即个体间存在很大程度的变异性。

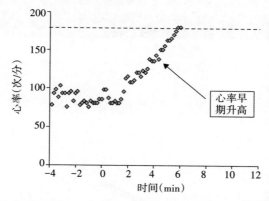

图6.3 心肺运动试验期间心率迅速升高,在试验早期达到预测值(标注:心率早期升高)。

6.4 高心率储备

　　如果受试者提前停止运动,心率将不会超过心率预计值的80%(高心率储备),如本章第1个示例,受试者在7min时停止运动时表现出的情况(图6.1),详细数据以列表形式展示(表6.2)。

　　从心脏角度来看,若运动停止得太早,就会出现高心率储备(即心率未达到预计值的80%)。除了运动强度不够外,当肺病、周围血管病等心脏以外问题限制患者运动时,也会出现高心率储备(图6.4)。

　　有些心脏病患者没有像预期那样提高心率,这可能是因为他们正在服用的药物(如β受体阻滞剂)阻止了心率的升高,同时心脏传导或自主神经相关问题也可能产生类似的情况(图6.5),这些统称为"变时功能不全"。左心室每搏输出量低和心率增加过少均意味着心输出量及摄氧量较低。

在中重度心力衰竭中经常出现另一种情况。心脏每搏输出量提升能力受限,提升心输出量的唯一方式是快速增加心率,如果左心室受损严重,那么心输出量达到峰值将早于心率达预计值,这种情况和变时功能不全在心率–摄氧量图上很容易识别(图6.6)。

表6.2 仅完成亚极量运动的受试者的心肺运动试验结果(两者均未达到80%预计值)		
	峰值运动:	
	测定值	占预计值百分比(%)
摄氧量(mL/min)	1258	64
心率(次/分)	111	58

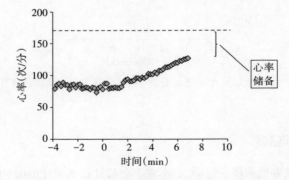

图6.4 试验中心率上升,但在峰值运动时心率低于预计值,心率储备(HRR)明显增加。

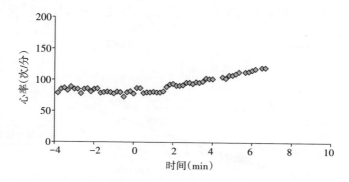

图6.5 心肺运动试验期间心率无法升高。

"受试者是否达到心率预计值的80%或以上"和"心率储备是否异常升高"是同一个问题。

6.5　心率突然变化

在心肺运动试验中,心率曲线如果突然变化,需要立刻查看患者。除外电极放置错误或计算机把T波识别成一次搏动等,如果上述变化是真实存在的,通常提示心脏的病理性改变。心率-摄氧量曲线骤然上抬代表了机体应对心肌缺血或瓣膜功能障碍(如运动中出现二尖瓣功能不全)引起每搏输出量下降时的反应。心率曲线突然变平可能提示运动诱发的心律失常或心脏传导阻滞。

6.6　心率-摄氧量曲线

截至目前,本书常用x轴表示时间,现在,尝试使用不同作图方式来解读心肺运动试验。用y轴表示心率,x轴表示摄氧量,并观察心率-摄氧量曲线在给定受试者中的表现。在同一幅图中,在心率预计值与摄氧量预计值曲线的交点和静息心率之间添加一条辅助线(图6.6),然后用这条线评估心率是否:①在静息时升高;②在运动中反应正常但提前中止(不够尽力);③

突然升高(如心脏缺血时);④低平(见图6.7);⑤陡然升高并中止,见于左心室功能不全。

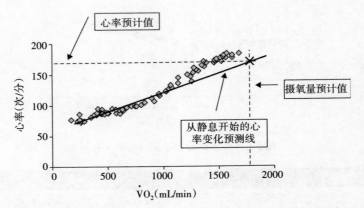

图6.6 摄氧量-心率图,使用"×"标记心率预计值与摄氧量预计值相交的目标点。

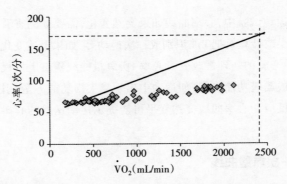

图6.7 摄氧量-心率图,曲线低平反映心脏变时功能不全。

> ### 学习要点
>
> 　　摄氧量-心率图可能是解读心肺运动试验最重要的图之一。无论以何种次序解读结果,均应尽早查看心率-摄氧量图,画出心率变化预测线,并与患者的结果进行比较。

（何佳泽 译　唐星瑶 校）

延伸阅读

Brubaker PH and Kitzman DW. Chronotrophic incompetence: causes, consequences and management. Circulation. 2011 Mar;123(9):1010-20.

Chaudry S et al. Abnormal heart- rate response during cardiopulmonary exercise testing identifies cardiac dysfunction in symptomatic patients with non- obstructive coronary artery disease. Int J Cardiol. 2017 Feb; 228:114-21.

Ellestad MH and Wan MK. Predictive implications of stress testing. Follow-up of 2700 subjects after maximum treadmill stress testing. Circulation. 1975 Feb;51(2):363-9.

Jouven X et al. Heart-rate profile during exercise as a predictor of sudden death. N Engl J Med. 2005 May;352(19):1951-8.

Wolfel EE. Exercise testing with concurrent beta-blocker usage: is it useful? What do we learn? Curr Heart Fail Rep. 2006 Jun;3(2):81-8.

第7章
氧脉搏

本章要点

- 氧脉搏(O_2 Pulse)常被认为是心脏每搏输出量(SV)的替代指标。
- 正常人氧脉搏在最大运动量时应>10毫升/次。
- 氧脉搏平台水平较低,意味着心输出量(CO)受限,可能由心脏病或肺循环问题导致。
- 若最大摄氧量($\dot{V}O_2max$)正常,不要过度解读氧脉搏平台。

摄氧量($\dot{V}O_2$)在运动中稳步增长,外周血氧饱和度(SpO_2)正常时,影响$\dot{V}O_2$的主要因素是CO(本章"7.3生理学"介绍动脉氧和混合静脉氧对$\dot{V}O_2$的影响)。

正如先前所讨论的,CO(心脏每分钟泵出的血液量)是心率(HR)和每搏输出量(SV)的乘积。掌握这些参数有助于更好地了解心脏对运动的反应。

实用技巧

如果对CPET报告(尤其是图表)的解读感到困惑,请回到基础部分——如果当前暂时不考虑将氧饱和度作为监测的一部分,则只有4个指标——分钟通气量($\dot{V}_E$)、HR、$\dot{V}O_2$和二氧化碳排出量($\dot{V}CO_2$),可在x轴上绘制某个单一指标随时间的变化情况,也可在同一张图上绘制其中2个指标随时间的变化情况。除了将时间作为x轴,还可将这些关键指标的其中之一作为x轴,另一个指标作为y轴。更进一步,用一个指标除以另一个指标,然后对时间作图,观察这两个指标所绘制图形的斜率随时间变化情况。

7.1　氧脉搏

氧脉搏为 $\dot{V}O_2$ 除以 HR，代表肺在每个心搏周期所摄取的氧气量。随着运动时 CO 增加，每次心搏时肺部会通过更多血流，使得机体可在每个心搏周期摄取更多氧气。

用数学公式反过来推导，已知 CO 是 HR 和 SV 的乘积，当假设氧摄取是常量且没有血氧饱和度下降状态（详见后文），$\dot{V}O_2$ 和 CO 高度相关。

$CO = SV \times HR \propto \dot{V}O_2$

整理后，SV 与 $\dot{V}O_2$/HR（称之为"氧脉搏"）相关。

$SV \propto \dot{V}O_2$/HR=氧脉搏

学习要点

氧脉搏可用作心脏 SV 的间接衡量指标或替代指标。

氧脉搏通常与 HR 绘制于同一张图上，x 轴代表时间。正常人在运动试验早期，氧脉搏随 SV 增加而增加，后趋于下降，而 CO（同理 $\dot{V}O_2$）增加与 HR 增加相关（图 7.1）。

实用技巧

假设氧含量等于氧摄取量，则心脏变时曲线图（HR-$\dot{V}O_2$，见第 6 章和图 6.5）和氧脉搏图（氧脉搏-时间）提供的信息几乎完全相同，在多数患者中，两者也确实大同小异。

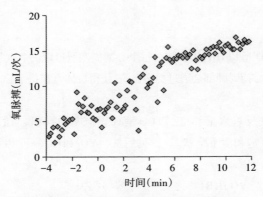

图 7.1　CPET 期间氧脉搏随时间逐渐上升。

7.2　氧脉搏正常值

最大运动时的氧脉搏预计值可通过 $\dot{V}O_2max$ 预计值除以最大心率（HR）预计值得出。例如，若 $\dot{V}O_2max$ 预计值为 3600mL/min，最大心率预计值为 180次/分，则氧脉搏预测值应为 20 毫升/次。与 CPET 其余指标一样，预计值 80%为临界值（本例中为 16 毫升/次）。根据经验，正常受试者的氧脉搏通常会达到至少 10 毫升/次，往往可达 15 毫升/次，甚至更高。

> **学习要点**
> 正常受试者在 CPET 期间的氧脉搏应至少达到 10 毫升/次。

7.3　氧脉搏低值

在心脏疾病中，SV 可能无法增加太多，而增加心率是提高 CO 的唯一方式，在这种情况下，氧脉搏（代表 SV）在整个测试过程中不会出现太大改变（图 7.2），而心率会急剧上升（见第 6 章）。若受试者出现心肌缺血情况，SV 会立即受到影响（图 7.3），有时可在心电图（ECG）出现改变之前观察到这点——回顾第 6 章可知，这体现为 $HR-\dot{V}O_2$ 曲线斜率出现拐点（见图 6.6），而氧脉搏与该曲线的斜率负相关，即氧脉搏曲线出现平台。

学习要点

　　若氧脉搏曲线出现平台期,特别是当峰值<10毫升/次时,应怀疑心脏病或肺血管病引起CO下降。

学习要点

运动员的氧脉搏

　　体适能良好的一个显著特征是能够达到非常高的氧脉搏,主要是通过提高心脏SV来实现,与此同时,由于毛细血管体积增加,外周肌肉可从血液中摄取更多的氧,从而为肺摄氧留下更大空间,即入肺的混合静脉血和出肺的动脉血之间氧含量梯度增大。在脉率相同的情况下,更高的 $\overset{\cdot}{VO_2}$ 支撑更高的氧脉搏,精英运动员的氧脉搏可达到甚至高于40毫升/次。

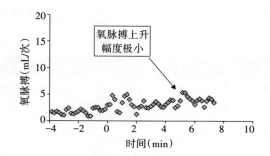

图7.2　左心室功能不佳的受试者,氧脉搏在CPET中未能上升。

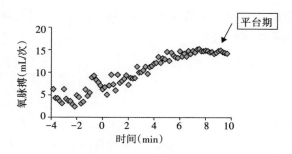

图7.3　在运动结束时,氧脉搏出现平台(尽管达到了较高水平),原因可能是心肌缺血。

生理学

菲克方程

菲克方程指出, $\dot{V}O_2$ 为 CO 乘以 [动脉血氧含量 (CaO_2) 与混合静脉血氧含量 ($C\bar{v}O_2$) 之差]。

$$\dot{V}O_2=CO\times(CaO_2-C\bar{v}O_2)$$

氧含量取决于血红蛋白 (Hb) 浓度和外周 SpO_2——完全饱和状态时, 1g 的 Hb 可携带 1.34mL 氧气。

若在 CPET 期间出现动脉氧饱和度降低, 则代表肺部摄取外界氧气量降低, 就如同在肺部疾病或卵圆孔未闭时那样。换句话说, 入肺的混合静脉血和出肺的低饱和状态动脉血的氧气含量差异较小, 因此, 氧脉搏降低, 但不是 SV 降低导致的。

运动员氧脉搏很高的部分原因, 是由于肌肉摄氧效率非常高, 从而可达到更低的 $C\bar{v}O_2$。

实用技巧

影响氧脉搏的因素很多, 在一些运动方案中, 尤其是在使用跑步机时, 氧脉搏曲线可以很平坦。注意不要过度解读氧脉搏曲线变平 (或者平台), 特别是在 $\dot{V}O_2max$ 正常的情况下。

7.4　恢复阶段

在恢复阶段, 偶尔可观察到氧脉搏的升高。高血压患者运动停止时, 心脏后负荷突然降低会改善 SV。

（唐星瑶 译　何佳泽 校）

延伸阅读

Decato TW et al. Repeatability and meaningful change of CPET parameters in healthy subjects. Med Sci Sports Exerc. 2018 Mar;50(3):589-95.

Edvardsen E et al. Reference values for cardiorespiratory response and fitness on the treadmill in a

20- to 85- year- old population. Chest. 2013 Jul; 144(1):241-8.

Oliveira RB et al. Does peak oxygen pulse complement peak oxygen uptake in risk stratifying patients with heart failure? Am J Cardiol. 2009 Aug;104(4):554-8.

Stringer WW et al. Cardiac output estimated non-invasively from oxygen uptake during exercise. J Appl Physiol. 1997 Mar;82(3):908-12.

Sun XG et al. Exercise pathophysiology in patients with primary pulmonary hypertension. Circulation. 2001 Jul;104(4):429-35.

第8章
通气

本章要点

- 运动期间分钟通气量($\dot{V}_E$)增加。
- 在健康人群中,$\dot{V}_E$通常不会限制运动能力。
- 如果在CPET期间$\dot{V}_E$达到或超过80%预计值,意味着呼吸系统有问题。
- 在CPET早期,潮气量(V_T)增加,在后期,呼吸频率(Bf)加快。

8.1 $\dot{V}_E$测量什么?

运动测试中的分钟通气量被称为$\dot{V}_E$,即1min内所有吸入与呼出气体量的总和。$\dot{V}_E$是呼吸频率和深度的乘积。在运动过程中,年轻受试者每次呼吸的潮气量(V_T)将增加3~5倍,达到肺活量的60%左右,老年受试者达不到该水平。Bf至少会增加1倍,年轻、体适能良好的受试者呼吸频率会显著增加,通常达到30~40次/分。如果不是专业运动员,受试者呼吸频率>55次/分往往是不正常的。

一例正常受试者于CPET开始之前在功率自行车上休息,其呼吸频率可能约为12次/分。假设V_T为0.8L,则$\dot{V}_E$将略低于10L/min:

$$V_T(L) \times Bf(次/分) = \dot{V}_E(L/min)$$

$$0.8 \times 12 = 9.6$$

如果受试者感到紧张,其可能会在CPET的早期阶段出现轻微的过度通气,但随着运动阻力增加,呼吸会稳定下来。这并不罕见,也并不意味着其症状是过度通气所致。若当受试者稳定地蹬车,通气量上升得更平稳,就更加支持上述观点。

8.2 预计值

在第6章中了解到,"上限"或最大HR预计值可从公式(最大HR预计值=220-年龄)中确定。为了解释运动的通气反应,还需要从理论上制订通气量的最大值或上限值——最大分钟通气量($\dot{V}_{Emax}$)预计值。有两种方法,第一种是通过受试者第1秒用力呼气量(FEV_1)间接估算,常用公式是:

$$\dot{V}_{Emax}(L/min)=FEV_1(L)\times35$$

第二种是直接测量法,让受试者尽可能深且快地呼吸15s,并测定呼出气体量(然后将该值乘以4)。这被称为最大自主通气量(MVV)。然而,这种操作取决于受试者的主观努力,且可能诱发低碳酸血症或眩晕。无论用哪种方法,都不应使用正常参考值表格中的$\dot{V}_E$预计值来设置患者$\dot{V}_{Emax}$。

> **学习要点**
>
> $\dot{V}_{Emax}$预计值是根据受试者个体的FEV_1计算或MVV直接测定的,而不是根据已公布的正常值范围确定。

8.3 通气储备

通气储备与HRR的概念相同,如果$\dot{V}_{Emax}>80\%$预计值,则称之为低通气储备(即进一步增加通气量的可能性很小)。

在正常受试者和心脏病受试者中,心输出量会首先限制运动。因此,这些患者通气储备一般够用,$\dot{V}_{Emax}$不会达到80%预计值(图8.1和表8.1)。

> **学习要点**
>
> 正常受试者CPET期间的通气量不应达到80%预计值。

8.4 通气受限

患有肺病的受试者会因通气受限而提前中止运动(图8.2)。但从心脏的角度来看,患者似乎在达到最大心输出量之前就停止了,因此,心率会低于预期且<80%预计值(表8.2)。在图8.1中,该受试者FEV_1为5L,$\dot{V}Emax$预计值为175L/min;当受心血管因素限制时,受试者中止运动,通气储备较为充足。但如果患者患有肺病,FEV_1降至2L,则$\dot{V}Emax$预计值低至70L/min;通气量达到该值时就被迫中止运动,此时通气储备已耗尽。此外,FEV_1升至5L时受试者也会被迫中止运动,这影响最大摄氧量($\dot{V}O_2max$)的上升,导致其最终可能低于正常范围下限。

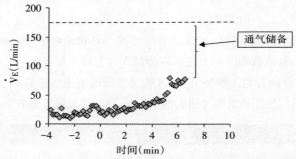

图8.1 VE在CPET期间升高,但未达到预计值,仍有通气储备。

表8.1 接受心肺运动试验的正常受试者在峰值运动时的摄氧量($\dot{V}O_2$)、心率和分钟通气量($\dot{V}E$)		
	峰值运动	
	测量值	预计值%
$\dot{V}O_2$(mL/min)	2006	92
心率(次/分)	178	90
$\dot{V}E$(L/min)	59	63

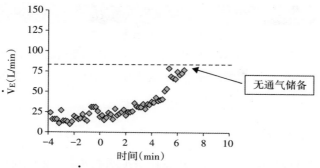

图8.2 V̇E在CPET期间达到预计值，无通气储备。

表8.2 接受心肺运动试验的肺部疾病受试者在峰值运动时的摄氧量(V̇O₂)、心率和分钟通气量(V̇E)

	峰值运动	
	测量值	预计值%
V̇O₂(mL/min)	1280	65
心率(次/分)	116	72
V̇E(L/min)	38	90

学习要点

如果最大摄氧量下降且最大分钟通气量超过80%预计值(低通气储备)，则可能是呼吸系统存在病变。

在临床实践中，肺部疾病一般不太可能是被CPET突然诊断或者意外发现的。在进行诊断性CPET之前，医生往往已经通过呼吸科常规检查(即完整肺功能)判断了通气问题。尽管如此，如果肺部是患者运动受限的原因，必须识别各种具体异常，尤其是要在胸外科手术或呼吸康复前进行详细评估。此外，CPET常用于评估已知患有严重肺部疾病的患者(如重度哮喘)，以确定患者劳力性呼吸困难的真正原因，做到鉴别病因、诊断共病、明确加重因素(如呼吸模式异常或心肌缺血)。

实用技巧

训练有素的运动员可使自己的最大摄氧量远超预计值,其SV显著增加CO,因此,其可继续运动更长时间,并达到或超出最大通气量预计值(即通气储备下降甚至为负值,译者注)。其呼吸系统没有问题,因为摄氧量超高,故不是临床意义上的"通气受限"。

8.5 潮气量(V_T)

正常受试者静息潮气量(V_T)约为10mL/kg。(回想一下8.1中假设的受试者,体重80kg,V_T为800mL)。V_T在运动期间增加,可达肺活量的50%~60%(图8.3)。

观察$V_T/\dot{V}_E$图,如果通气量增加而V_T没有明显升高,那么这一定是因为呼吸频率增加。肺部疾病患者的$V_T/\dot{V}_E$曲线趋于平坦,即较早达到平台期。这些受试者主要靠增加呼吸频率而不是增加V_T(图8.4),尤其是限制性肺疾病患者。

临床场景

呼吸模式异常

观察$\dot{V}_E$/时间(图8.5)和$V_T/\dot{V}_E$(图8.6)提示受试者的呼吸困难可能是由异常呼吸模式引起,而不是心脏或肺的生理问题。不稳定、多变的通气模式可能意味着"呼吸模式异常"。这一术语比"过度通气"更常用,因为从严格的生理学角度而言,过度通气意味着呼吸超过代谢要求,即存在动脉血二氧化碳水平下降的切实证据。第9章讲述$\dot{V}_E$和$\dot{V}CO_2$关系时,对这一点展开讨论。

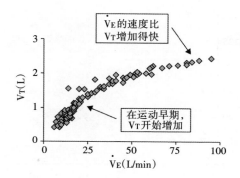

图8.3　CPET早期，V_T和$\dot{V}_E$增加。后期，$\dot{V}_E$继续增加，V_T变化不大（$\dot{V}_E$的增加主要是通过增加Bf实现的）。

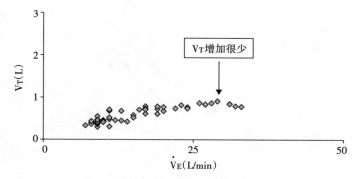

图8.4　CPET期间V_T未能明显增加，提示存在肺部疾病。

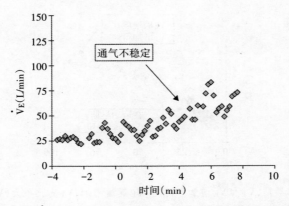

图 8.5　CPET 期间 $\dot{V}_E$ 的不稳定程度增加,表明呼吸模式异常,影响通气的是心理因素,而不是生理因素。

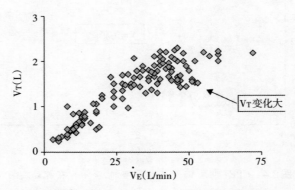

图 8.6　随着 $\dot{V}_E$ 的增加,V_T 波动较大,提示呼吸模式异常。

8.6　吸气时间和呼气时间

　　一些研究人员评估呼吸周期中的吸气时间(T_i)和呼气时间(T_e)比值,以提供吸气呼气比(IE 或 T_i/T_e,中文简称为“吸呼比”)。静息状态下该值通常为 0.8 ~ 1.0,运动期间略有下降。该值下降提示肺部疾病。阻塞性患者的吸呼比往往较低,因为呼气相较长,即 T_e 占总呼吸时间的比例增加。

通常该值提供的有用信息不会超过静态肺功能提供的有用信息。

（吴建忠 译 乌汗娜 校）

延伸阅读

Bansal T et al. Exercise ventilatory irregularity can be quantified by approximate entropy to detect breathing pattern disorder. Respir Physiol Neurobiol. 2018 Sep;255:1–6.

Loveridge B et al. Alteration in breathing pattern with progression of chronic obstructive pulmonary disease. Am Rev Respir Dis. 1986 Nov;134(5):930–4.

Neder JA et al. The pattern and timing of breathing during incremental exercise: a normative study. Eur Respir J. 2003 Mar;21(3):530–8.

O'Donnell DE et al. The link between reduced inspiratory capacity and exercise intolerance in chronic obstructive pulmonary disease. Ann Am Thorac Soc. 2017 Jul;14(Suppl 1):S30–9.

第9章
CO_2排出量

本章要点

- 运动时CO_2排出量($\dot{V}CO_2$)增加。
- CO_2由碳水化合物和脂肪氧化而成。
- CO_2是缓冲体系为维护细胞内 pH 值稳定而形成的副产品。
- 呼出的CO_2量与肺泡通气量密切相关。

9.1 什么是$\dot{V}CO_2$?

$\dot{V}CO_2$是CO_2呼出的速率,表示单位时间内呼出CO_2的体积(通常为 L/min 或 mL/min)。

9.2 如何测量$\dot{V}CO_2$?

在第 5 章中,学习了人体的摄氧量($\dot{V}O_2$)是如何计算的,即吸入的O_2量和呼出气体中剩余的O_2量之间的差值。$\dot{V}CO_2$计算很简单——吸入气体中几乎没有CO_2,所以测量呼出气体中的CO_2浓度并将其乘以分钟通气量($\dot{V}E$)即可。在心肺运动试验图表中,常将$\dot{V}O_2$和$\dot{V}CO_2$随时间一同绘制(图9.1)。

生理学

CO_2从何而来?

为解读心肺运动试验,这里讲CO_2的两个重要来源:

1.以产生能量为目的的碳水化合物氧化代谢:

$C_6H_{12}O_6+6O_2=6CO_2+6H_2O+$能量

2.乳酸解离出氢离子(H^+)被碳酸氢盐(HCO_3^-)缓冲时,会产生H_2O和CO_2。关于无氧代谢,在后文中进一步讨论,目前只需知道下列等式右侧会产CO_2:

$H^++HCO_3^-=H_2O+CO_2$

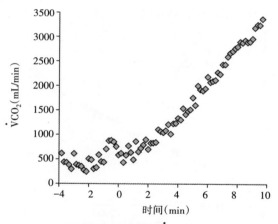

图9.1　CPET期间$\dot{V}CO_2$增加。

学习要点

在CPET期间,CO_2来自碳水化合物氧化代谢(有氧代谢),以及乳酸无氧糖酵解(解离出H^+)。

9.3　通气与$\dot{V}CO_2$

通气和$\dot{V}CO_2$之间的联系相当紧密——通气量越大,$\dot{V}CO_2$越高,反之亦然。因此,肺可被视作一组"排风管",每次呼气都能有效排出废气(即CO_2)。

在(心肺)疾病状态下,可认为排风管的效率降低(比如排风管泄漏或被大量烟尘堵塞),导致每单位通气量能清除的 CO_2 量下降。为说明此概念,可绘制 $\dot{V}_E$ 与 $\dot{V}CO_2$ 的关系曲线。在疾病状态下,如果无效腔增加或通气-灌注 $(\dot{V}-\dot{Q})$ 不匹配,这一关系曲线会变得更陡峭(见本章下文),原因是清除等量 CO_2 需要更高通气量(图 9.2)。

如果动脉血二氧化碳分压($PaCO_2$)较低,例如,在过度通气中,$\dot{V}_E$ 与 $\dot{V}CO_2$ 的关系曲线也可能更陡峭,这一点具有迷惑性。作为补充,来看下描述 $\dot{V}_E/\dot{V}CO_2$ 斜率的方程(玻尔方程),其中包含了 $PaCO_2$ 和 V_D(无效腔量)/V_T(潮气量):

$$\dot{V}_E/\dot{V}CO_2 = 常数/[PaCO_2 \times (1 - V_D/V_T)]$$

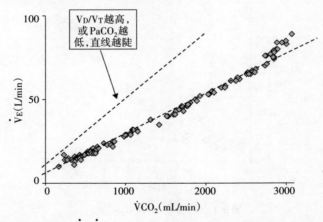

图 9.2　图中直线部分 $\dot{V}_E/\dot{V}CO_2$ 斜率表示通气效率。对该曲线做一延长线为倾角线,倾角线与 y 轴交点为截距。肺部疾病患者或者因 $PaCO_2$ 低导致 CO_2 驱动压低的受试者,需要更高 $\dot{V}_E$ 才能将 CO_2 排出,因此,斜率和截距都较高(虚线)。

本章后文继续讲解 $PaCO_2$ 和 $\dot{V}_E/\dot{V}CO_2$ 斜率。

另一种表示方法是绘制 $\dot{V}_E/\dot{V}CO_2$ 斜率随时间变化的曲线。在任何时间点,$\dot{V}_E/\dot{V}CO_2$ 都被称为 CO_2 的"通气当量"($VeqCO_2$),可对时间作图。此部分在第 12 章中展开。

实用技巧

通气与 CO_2

许多人在解读CPET时,面对 $\dot{V}_E$ 和 $\dot{V}CO_2$ 相关的两个曲线图容易感到困惑。$VeqCO_2$ 和 $\dot{V}_E/\dot{V}CO_2$ 斜率二者的意义是相同的,即无效腔发生了什么变化,或者机体排放废气(CO_2)的通气效率有多高。如果想全面了解气体交换效率,还需要了解 $PaCO_2$ 相关知识点。

生理学

肺泡通气量

分钟通气量($\dot{V}_E$)是指每分钟通过呼吸作用排出肺外的气体总量,其由达到肺泡腔的部分(即可用来与血液交换 CO_2 和 O_2 的"肺泡通气量")和完全不参与气体交换的部分(即无效腔量,简称"V_D")组成。

无效腔有2种类型。解剖学无效腔是指不参与气体交换的传导气道体积,因其不是肺泡。生理无效腔是指不参与气体交换的肺容积,要么是解剖学无效腔,要么是可通气的肺泡没有血流经过,导致不能与血液交换气体(图9.3)。

运动过程中的正常反应是 V_D 在运动早期略有下降。这是因为肺血管压力随着运动的增加而增加,使得在静息阶段无血流灌注的肺泡在运动早期得到血流灌注。在文中,V_D 通常表示为与潮气量(V_T)的比值,即 V_D/V_t。然而,V_D/V_T 在运动中下降的主要原因是 V_T 增加(即因为吸气加深和呼气量增大)。部分CPET会报告 V_D/V_T 绝对值,静息阶段通常约为0.4,运动中通常会降至0.2(运动峰值期,V_D/V_T 值为0.4×年龄,因此,50岁受试者预计值将不到0.2或20%)。一定要认识到CPET报告的 V_D/V_T 值只是近似估计,准确测量 V_D/V_T 需要血气——简单地使用呼气末二氧化碳分压($P_{ET}CO_2$)来估计 $PaCO_2$ 是不准的。

如果受试者呼吸频率非常快,则当呼吸时间超过1min时会有更多无效腔(因为每次呼吸都对应一份解剖学无效腔体积),因此,明显呼吸急促也会导致 $\dot{V}_E/\dot{V}CO_2$ 斜率升高。

9.4 酸血症与通气

剧烈运动会导致动脉血中无氧糖酵解和乳酸积聚。血液中出现酸积聚称为酸血症。

机体会通过多种机制维持体内 pH 值稳定（尽可能接近静息值）。身体在运动过程中对抗酸血症的主要机制之一是刺激通气量增加。在 $\dot{V}_E/\dot{V}CO_2$ 随时间变化的曲线图（图9.4）上，经常可看到这种对酸血症做出反应的"过度通气"。运动期间 $\dot{V}_E/\dot{V}CO_2$ 停止下降并开始增加的时间点称为呼吸代偿点（RCP）（见第13章）。在 RCP 以上，通气量相对 $\dot{V}CO_2$ 不成比例地增加，这是因为机体要从身体中排出额外 CO_2，并保持 pH 值尽可能接近静息值，所以通过增加肺泡通气量来"代偿"动脉血液中的酸血症。

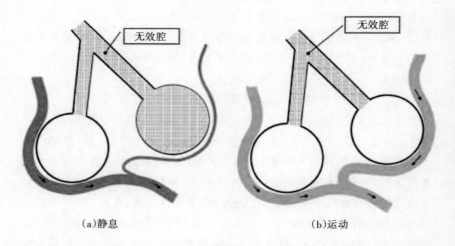

（a）静息　　　　　　　　　　　（b）运动

图 9.3 生理无效腔，即参与呼吸但不参与气体交换的肺容积，在运动中会减少——当心输出量增加，缺乏灌注的肺单位（图右）血流量增加，从而使通气-灌注匹配变得更加均匀。

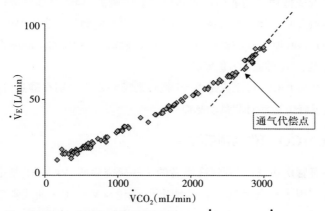

图9.4 当达到RCP以后，酸血症开始刺激通气时，$\dot{V}E$ 的增加与 $\dot{V}CO_2$ 变化不成比例。

9.5 高碳酸血症和低碳酸血症

CO_2 从血液中扩散到肺泡中的速度非常快。与溶解度低的氧气不同，CO_2 的扩散不会受到如纤维化导致的肺泡壁增厚等情况的限制。

静脉血二氧化碳分压（$P\bar{v}CO_2$）和肺泡二氧化碳分压（$PACO_2$）之间的差值（注意，惯例规定气相缩写使用大写字母，而血相缩写使用小写字母，因此大写"A"代表肺泡，小写"a"代表动脉，小写"v"代表混合静脉）决定了 CO_2 扩散的驱动压。设想一个刚刚被吸满空气的肺泡，其中的 CO_2 会顺着从高 $P\bar{v}CO_2$ 到低 $PACO_2$ 的梯度压力扩散。这一梯度将决定 CO_2 从血液中流入肺泡中的速度。由于 CO_2 扩散相对较快，正常情况下，动脉血 CO_2 分压（$PaCO_2$）与 $PACO_2$ 完全平衡——在健康的肺中这两个数值相等。如果受试者过度通气（即其增加的肺泡通气量超过了清除组织产生 CO_2 所需的通气量），则 $PaCO_2$ 就会降低。在后文的章节中，可看到这一点有助于解释为何在 RCP 以上，$\dot{V}_E/\dot{V}CO_2$ 斜率会增加，而 $P_{ET}CO_2$、$PaCO_2$ 会下降。

在临床实践中，CPET 受试者 $PaCO_2$ 很少高于正常值，因为高碳酸血症很可能已经在之前的诊断过程中被识别出来。但一些通气功能障碍（如高通气需求患者或低通气功能的慢阻肺患者）、呼吸力学异常（如呼吸困难的间质性肺病患者）、气体交换效率低（如无效腔增大的肺气肿患者）的受试者运动时 $PaCO_2$ 会增加。其肺部病变影响其从静脉血中清除 CO_2 的能力，因此，在运动过程中，动脉血 CO_2 积聚。

如果怀疑 $PaCO_2$ 调控通路出现问题，则需要专门分别在静息阶段、峰值运动或接近峰值运动时测量动脉血气。

9.6　$\dot{V}_E/\dot{V}CO_2$可作为预后指标

对心血管疾病、肺血管疾病患者的一些研究表明，$\dot{V}_E/\dot{V}CO_2$是很好的疾病预后预测因子和全因死亡率预测因子，无论从 $\dot{V}_E$-$\dot{V}CO_2$ 曲线斜率或从二氧化碳当量（$\dot{V}_E/\dot{V}CO_2$）–时间曲线的最低点去做判断，结果都一样（见第 12 章）。$\dot{V}_E$-$\dot{V}CO_2$曲线斜率越低或 $\dot{V}_E/\dot{V}CO_2$–时间曲线最低点越低，风险越低，尤其是在心脏病患者中。即使患者无法达到最大运动量，这一指标仍然可靠，即非主观努力依赖。

虽然 $\dot{V}_E/\dot{V}CO_2$看起来是个呼吸指标，但实际上它传递出很多关于循环状况的信息。这是因为高 $\dot{V}_E/\dot{V}CO_2$ 意味着大量的通气进入到未充分灌注的肺区域，即无效腔（V_D）。换句话说，这些患者的 V_D 很高并不是因为肺泡通气量太低导致无法清除组织产生的 CO_2，而是因为 CO_2 没有被血流送入肺泡。因此，高 $\dot{V}_E/\dot{V}CO_2$的一个原因是疾病限制了肺血流灌注。

$\dot{V}_E/\dot{V}CO_2$高的另一种可能原因是 $PaCO_2$ 过低。患有严重心力衰竭或肺血管疾病的患者 $PaCO_2$ 通常较低，可能是因为患者为了升高动脉血氧分压（PaO_2）而过度通气。

一些患有晚期心脏病或肺动脉高压的患者表现出一种节律性反常呼吸模式，称为运动振荡通气（EOV）。EOV 的特点是通气量波动大，周期约为

1min。这种波动通常出现在休息和低强度运动中,但当受试者达到高运动强度时,这些波动就会消失。EOV背后的机制存在争议,但其仍然是预后不良的一个强有力且独立的指标(图9.5)。

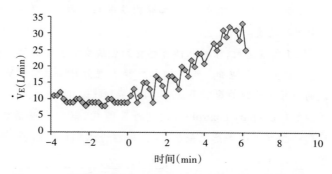

图9.5 心力衰竭受试者CPET期间的运动振荡通气(EOV)。

生理机制

呼吸调控

呼吸运动非常特殊,它有自主调控和非自主调控。在CPET早期阶段,过度通气是很常见的。这一部分是由于大脑皮质对将要完成动作的预期调控,但也部分来自腿部肌肉和肌腱中的机械感受器受到刺激后产生的反射。

运动开始后呼吸调控非常复杂,其机制目前仍未完全明确。通常而言,呼吸的非自主驱动来自体内的化学感受器对低 PaO_2、高 $PaCO_2$ 或高 H^+(低pH值)所做的反应。然而,在CPET的早期阶段,通气量持续增加,却没有任何血气或酸碱状态改变的趋势。因此,人们认为在运动过程中一定有其他因素参与调控呼吸。例如,运动过程中的呼吸可能受到"皮质辐射"的控制——大脑在向腿部发出信号进行运动时,同时也会向呼吸肌发出信号以加强呼吸。其他与气流、胸腔内压、肺容积、胸廓容积、肺血管扩张程度变化相关的受体也可能参与其中。同时,心房或运动肌肉本身的牵张感受器也可能在运动中参与呼吸调控。

遗憾的是,在对这一主题进行了150年的研究后,运动中呼吸调控的机制仍然未明。我们知道的是,当运动的强度增加到可致乳酸酸中毒的程度时,大脑也会刺激呼吸,导致通气量增加,很可能是骨骼肌的反馈作用促进了这一过程,如果这种反馈被阻止(如鞘内注射),劳累感觉和对通气反应的调控就会显著改变。

随着CPET继续进行,颈动脉体可感受到乳酸血症引起的动脉pH值变化,引起通气量进一步增加。这种增加主要表现为Bf增加,而VT相对稳定。Bf过高会导致呼吸效率低下、呼吸肌疲劳和呼吸急促。

随意控制(voluntary control)可改变呼吸模式,以配合说话或进食等动作。这些调控发生在潜意识范围内,如调控进入意识范围,可能导致呼吸模式异常或过度通气。

(乌汗娜 译 吴建忠 校)

延伸阅读

Amann M et al. Implications of group III and IV muscle afferents for high- intensity endurance exercise performance in humans. J Physiol. 2011 Nov;589(Pt 21):5299-309.

Arena R et al. Peak VO$_2$ and VE/VCO$_2$ slope in patients with heart failure: a prognostic comparison. Am Heart J. Feb 2004;147(2):354-60.

Cherniack NS and Longobardo GS. Cheyne-Stokes breathing. An instability in physiologic control. N Engl J Med. 1973 May;288(18):952-7.

Dempsey JA. Respiratory determinants of exercise limitation: focus on phrenic afferents and the lung vasculature. Clin Chest Med. 2019 Jun;40(2):331-42.

Diaz O et al. Breathing pattern and gas exchange at peak exercise in COPD patients with and without tidal flow limitation at rest. Eur Respir J. 2001 Jun;17(6):1120-7.

Forster HV et al. Control of breathing during exercise. Compr Phys. 2012 Jan;2(1):743-77.

Holverda S et al. Cardiopulmonary exercise test characteristics in patients with chronic obstructive pulmonary disease and associated pulmonary hypertension. Respiration. 2008;76(2):160-7.

Nemati S et al. Model- based characterization of ventilatory stability using spontaneous breathing. J Appl Physiol. 2011 Jul;111(1):55-67.

第10章
呼吸气体交换率

本章要点

- 呼吸气体交换率(RER)是$\dot{V}CO_2$与$\dot{V}O_2$的比值。
- 在达到无氧阈(AT)之后,RER 会增至>1.0,即$\dot{V}CO_2$升高更陡峭,提示HCO_3^-缓冲体系在缓冲乳酸时产生了CO_2。
- 在没有肺部疾病的个体中,运动峰值时 RER>1.1 提示受试者努力程度良好。
- 存在呼吸模式异常的患者可能具有不稳定的 RER 轨迹,尤其是在休息时和运动初期。

10.1 什么是RER?

下面引入另一个衍生参数——RER,即$\dot{V}CO_2$与$\dot{V}O_2$的比值。

$RER=\dot{V}CO_2/\dot{V}O_2$

RER 具有以下意义:

1.提示了静息时的代谢状态和用于代谢的主要能量来源。

2.提供了一种评估运动强度的方法,即达到无氧阈之后,RER 应>1.0(见第 12 章)。

3.可用于监测不稳定呼吸模式。

4.反映了运动峰值时的努力程度。

10.2　RER的变化趋势是什么？

在CPET中,若将$\dot{V}CO_2$和$\dot{V}O_2$分别对时间作图。运动早期,$\dot{V}CO_2$略小于$\dot{V}O_2$,故 RER($\dot{V}CO_2/\dot{V}O_2$)<1.0;而运动即将结束时,$\dot{V}CO_2$大于$\dot{V}O_2$,即 RER($\dot{V}CO_2/\dot{V}O_2$)>1.0(图10.1)。同样的趋势在RER–时间关系曲线中有更直观的体现(图10.2)。

> **学习要点**
>
> 运动早期,RER($\dot{V}CO_2/\dot{V}O_2$)应<1.0,在运动过程中逐渐升高,达到无氧阈后,RER>1.0,且该值在运动结束后仍会持续升高。

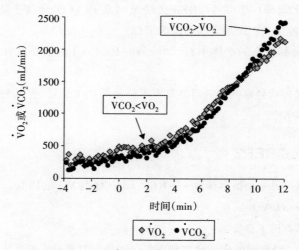

图10.1　CPET中$\dot{V}CO_2$和$\dot{V}O_2$的变化(升高)曲线。

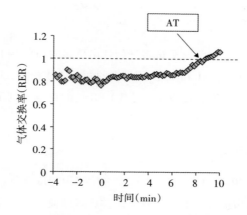

图 10.2 CPET 中气体交换率（RER）正常变化（升高）曲线。

生理学

RER

静息阶段 RER<1.0 的原因如下：首先，细胞代谢产生的 CO_2 可能略少于消耗的 O_2，尤其当其消耗脂肪而非葡萄糖时。[这代表了细胞的呼吸商（Respiratory quotient, RQ）；RQ 有时会与 RER 相混淆，RER 反映的是代表全身（而非单个细胞）代谢总体情况的通气比例（ventilatory ratio）]。静息阶段 RER 通常在 0.8 左右，若受试者在测试前禁食或摄入高脂食物，则 RER 会更低。相反，测试前摄入含糖饮料可提高 RER。一些研究者会刻意延长静息阶段并观察此阶段的 RER，以了解静息代谢状况（如糖尿病患者）。

其次，一些 CO_2 溶解在水中，成为人体 HCO_3^- 缓冲体系的一部分。若将肌肉细胞所产生 CO_2 中的碳元素进行标记，部分碳终将呈现为 HCO_3^-，经肾脏排出，从而减少 $\dot{V}CO_2$；而 O_2 并不存在类似途径。

HCO_3^- 系统对 CO_2 的缓冲能力比对 O_2 的缓冲能力大得多，因此，当 CO_2 和 O_2 出现同等水平的变化时，血液中 CO_2 水平变化比 O_2 慢得多。在 CPET 期间，上述这种较为缓慢的动力学使 RER 稍微降低。

10.3　RER和AT

在达到 AT 后(见第 12 章),受试者开始呼出更多的 CO_2(由 HCO_3^- 对乳酸的中和产生)。在 AT 处, $\dot{V}O_2$ 和 $\dot{V}CO_2$ 所代表的两条曲线相交,即该点 $\dot{V}O_2$ 和 $\dot{V}CO_2$ 的值相同,RER 必为 1.0。因此,寻找 RER=1 的点也是判定 AT 的方法之一。

10.4　运动峰值期的RER

有些研究表明,RER>1.1 是 CPET 期间个体努力程度良好的标志(这一点对严重阻塞性肺病患者并不适用——该类患者即使在完全精疲力竭、停止运动时,也常呈现出 RER<1.0)。在剧烈运动的恢复阶段,由于代谢会对之前的运动产生代偿,RER 通常会进一步上升(一般升至>1.4)(图 10.3)。

10.5　RER及乳酸生成缺陷

若 RER 保持低值且无法升高,则可能提示一种名为 McArdle 病(肌磷酸化酶缺乏症)的罕见肌肉疾病(详见第 18 章)。

10.6　过度通气

图 10.3 显示,在受试者开始运动前,RER 会出现轻微的波动。这种现象很常见,伴随着预期中的过度通气,该现象在受试者放松前会较为明显,并与呼气末二氧化碳分压($P_{ET}CO_2$)的降低相关。这种过度通气会导致 CO_2 从肺泡中的洗脱增加。另一方面,由于 O_2 在血液中的溶解度较差,且红细胞中的血红蛋白已完全饱和,增加的通气并不能使更多的 O_2 进入机体,综合以上两方面因素,RER 将会>1.0。

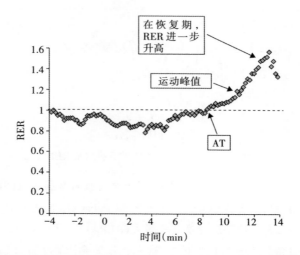

图10.3 在加负荷阻力前,预期过度通气已经导致RER升高,该受试者的RER在运动过程中是正常的,在恢复阶段则快速大幅度升高。

在该情境下,过度通气即为"肺泡"高通气。如果肺部疾病导致无效腔量(V_D)极高,则需靠过度通气才能有效排出CO_2,然而这种情况下RER将保持正常。详见二氧化碳当量($VeqCO_2$)相关章节(第11章)。

临床场景

慢性过度通气导致的呼吸模式异常

部分呼吸困难查因的患者需要行CPET评估。该类患者可能存在与所患呼吸系统疾病不相关或程度不相符的异常通气——这种情况被称为"呼吸模式异常""过度通气",或被一部分人认为是过度焦虑或惊恐症。此时,早期采用CPET有以下几点用处:①识别和描述器质性病变;②评估疾病严重程度及其对呼吸困难的影响;③检测紊乱的呼吸模式(图10.4)和CO_2调控。在呼吸模式异常的患者中,所观察到的呼吸模式是"混乱的",据此,可与在心力衰竭患者的运动震荡通气(EOV)中观察到的有节律的呼吸模式相鉴别。

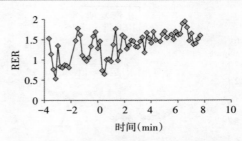

图10.4 呼吸模式异常患者不稳定的RER。

在某些情况下,患者可能会出现"慢性特发性过度通气"(CIH)的代谢状态。在CIH中,患者的CO_2水平可能较低(低$PaCO_2$,低$PETCO_2$),但RER水平正常,即与急性(预期)过度通气模式(RER>1)相反。对应的血气显示出为维持pH值所产生的代偿适应,这一点可用慢性缓冲引起CO_2储备变化解释。CIH患者在运动(如走楼梯)时可能出现严重的呼吸困难,且生活质量明显受损。尽管如此,呼吸模式异常的患者虽然体适能水平低于正常人群,但通常仍可达到或接近最大摄氧量($\dot{V}O_2max$)预计值。

实用技巧

当患者存在可疑的呼吸模式异常时,临床医生(独自或联合呼吸物理治疗师)可行CPET检查以观察呼吸模式紊乱的性质,并评估具体存在哪些异常情况(如膈肌失用)。此外,早期的严重过度通气可导致晕厥前兆,若临床医生意识到此类风险并仔细查看实时数据,不难及时识别。

(刘冬妍 译　陈昉园 校)

延伸阅读

Bansal T et al. Exercise ventilatory irregularity can be quantified by approximate entropy to detect breathing pattern disorder. Respir Physiol Neurobiol. 2018 Sep;255:1–6.

Cooper CB et al. Factors affecting the components of the alveolar CO_2 output–O_2 uptake relationship during incremental exercise in man. Exp Physiol. 1992 Jan;77(1):51–64.

Jack S et al. Ventilatory responses to inhaled carbon dioxide, hypoxia, and exercise in idiopathic hyperventilation. Am J Resp Crit Care Med. 2004 Jul;170(2):118−25.

Troosters T et al. Physical performance of patients with numerous psychosomatic complaints suggestive of hyperventilation. Eur Respir J. 1999 Dec;14(6):1314−19.

微信扫码
☆看【审后记】

第11章
通气当量

本章要点

- 氧气(O_2)或二氧化碳(CO_2)通气当量(Veq)是CPET中相对较难解读的图表之一。

- 最佳理解方法是把Veq看作CPET过程中对分钟通气量($\dot{V}_E$)与摄氧量($\dot{V}O_2$)或二氧化碳排出量($\dot{V}CO_2$)持续变化关系的可视化表达,分别命名为氧通气当量(VeqO_2)和二氧化碳通气当量(VeqCO_2)。

- CPET早期,VeqCO_2呈下降趋势,部分由于通气血流比($\dot{V}-\dot{Q}$)的改善,也可理解为$\dot{V}_E/\dot{V}CO_2$倾角线的截距为正的必然结果(读者可在$\dot{V}_E-\dot{V}CO_2$关系曲线的倾角线上取不同点作图表达Veq,即可理解后半句含义,译者注)。

- 达到无氧阈(AT)以后,VeqO_2随通气量增加呈上升趋势,但$\dot{V}O_2$并无增加;通气量的上升主要源于CO_2增加,而CO_2增加的原因是缓冲体系要中和乳酸。

11.1 什么是通气当量(Veq)?

本书中的最后一个"衍生"参数是通气当量(Veq)。之前章节中,已经研究了摄氧量($\dot{V}O_2$)、二氧化碳排出量($\dot{V}CO_2$),以及分钟通气量($\dot{V}_E$)。而氧当量(VeqO_2)或二氧化碳当量(VeqCO_2)就是在CPET中特定时间点计算$\dot{V}_E$除以$\dot{V}O_2$或$\dot{V}CO_2$的值。也就是说,通气当量是机体吸入1mL O_2(或呼出1mL CO_2)所需的毫升通气量。Veq可作为反映肺工作效率的指标。例如,若有大量空气进出肺部却并无足量气体交换,则可提示该肺功能不佳。$\dot{V}_E$ 与 $\dot{V}CO_2$ 均以 mL/min 为单位,两项相除时单位相抵消,因而通气当量没有单位。

11.2 为什么当量很重要？什么是当量异常？

在 CPET 早期,当量可能会逐渐下降(图 11.1)。一般而言,$VeqCO_2$-时间曲线中的最低点即对应肺气体交换的最佳状态,在此处(最低点)每排出 1mL CO_2 的所需通气量就是肺的最高"效率"。若该处当量升高,则提示存在肺或肺血管疾病可能。

$VeqCO_2$ 的最低值表明了肺在排出 CO_2 功能方面的最高效状态(部分临床医生倾向于取 AT 处的 Veq 值,但选用最低值会更可靠)。据经验,如果 $VeqCO_2>30$(年轻人中该阈值更低),则表明生理无效腔(V_D/V_T)较高(表 11.1 和图 11.2)。(Vd/Vt 的计算需测量动脉 CO_2,但许多 CPET 系统会使用 $PetCO_2$ 估算)。

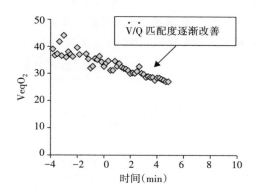

图 11.1 在 CPET 早期,$VeqO_2$ 随心输出量增加而下降,因此,通气($\dot{V}$)与灌注($\dot{Q}$) 匹配会逐渐改善。

表 11.1　界定疾病严重程度的二氧化碳当量（VeqCO₂）参考值	
	$VeqCO_2$
正常	<30
轻度	30~35
中度	36~44
重度	>44

学习要点

　　若 $VeqCO_2$ 未降至 30 以下（在年轻人中此阈值更低），则提示肺部气体交换异常（高 V_D/V_T），首先怀疑肺血管疾病。

　　通气当量下降的关键之处应理解如下：Veq 代表了 $\dot{V}_E\text{-}CO_2$ 或 $\dot{V}_E\text{-}O_2$ 图中斜率的实时变化。因此，若这些图中截距为正（见图 9.2），即，当取值点不落在截距上时，在描绘斜率随时间的变化中，该点距离初始状态越远，斜率越低，即不论肺自身"效率"如何，$\dot{V}_E\text{-}CO_2$ 或 $\dot{V}_E\text{-}O_2$ 的斜率总随运动时间的延长而逐渐下降。初学时理解这一点可能较难，但 CPET 里许多衍生或复合指标曲线都需要结合其数学图形及作图方式才可更好理解（图 11.3）。

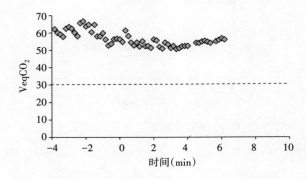

图 11.2　气体交换受损的肺病患者的二氧化碳当量-时间曲线图，可见其最低点的 $VeqCO_2$ 值仍较高。

11.3　VeqCO₂和PaCO₂

如果最低点的 $VeqCO_2$ 值比预计值高,则等同于 $\dot{V}_E$–$\dot{V}CO_2$ 斜率升高,均提示引起无效腔增加的病因,肺部疾病或心脏疾病最有可能。其他病因包括 $PaCO_2$ 水平过低或患者过度通气,此时需查血气以鉴别。慢性高碳酸血症($PaCO_2$ 升高)患者反而可能呈现 $VeqCO_2$ "假性"低值(低值一般提示肺效率佳,译者注),但此低值并不反映肺功能良好。此时需要特别重视,这种 $VeqCO_2$ "假"低值可能掩盖肺疾病或肺血管疾病引起的 Vd/Vt 升高。

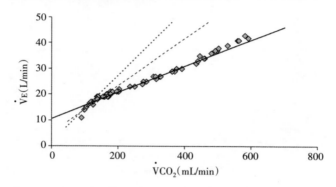

图11.3　$\dot{V}CO_2$ 水平较低时,$\dot{V}_E$ 及 $\dot{V}CO_2$ 在纵轴及横轴上均趋于零,因而偏离了用以评估肺工作效率的线性部分(实线)(详见第9章)。CPET早期,$\dot{V}_E$–$\dot{V}CO_2$ 斜率越高(两条虚线),则其对应的 $VeqCO_2$ 也越高,此后进入线性部分(实线),$VeqCO_2$ 会逐渐下降。这仅适用于 $\dot{V}_E/\dot{V}CO_2$ 线性部分的纵轴截距为正时,运动早期 $VeqO_2$ 和 $VeqCO_2$ 均会逐渐下降;而当气体交换严重受损时,该截距为负,$VeqCO_2$ 则从零开始逐渐升高。

生理学

通气–灌注匹配

静息状态的直立姿势下,从肺尖至肺底,通气($\dot{V}$)呈轻微的梯度上升;相比之下,肺灌注($\dot{Q}$)梯度升高则更明显,这是由于肺底部血管扩张、血流量大,而肺尖血管收缩、血流量极小。

　　运动过程中,每搏输出量逐渐增加,肺尖募集了更多血管(图11.4),此时肺灌注变均匀,$\dot{V}$-$\dot{Q}$ 匹配也随之改善。此原理或可解释中重度肥胖患者的 SpO_2 在休息时略低、而运动时有所改善的现象(即因基础 $\dot{V}$-$\dot{Q}$ 匹配得到改善)。

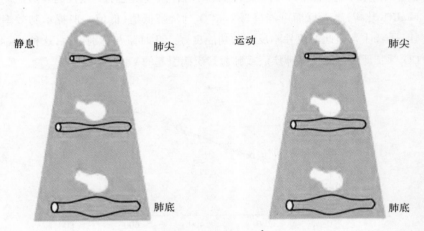

图11.4　肺不同区域中,通过血管(黑线)的血流($\dot{Q}$)和肺泡(白色区域)的通气量($\dot{V}$)。运动时 $\dot{Q}$ 的空间分布变得更加均匀,因而使得 $\dot{V}$-$\dot{Q}$ 得以改善。其中,$\dot{V}$ 的空间梯度远小于 $\dot{Q}$ 的梯度。

11.4　为什么达到AT之后的 $VeqO_2$ 会上升?

　　在CPET的后期(达到AT之后),$VeqO_2$ 呈上升趋势(图11.5)。乍一看,肺的摄氧效率似乎降低了,但事实却并非如此:AT之后,为排出缓冲乳酸所产生的二氧化碳,通气量进一步增加,然而,由于流出肺部的血液已完全氧饱和,$\dot{V}O_2$ 并不能与通气等比例地进一步增加(此时,机体启动无氧代谢);综上,摄入每毫升 O_2 所对应的通气量(即 O_2 通气当量)会突然转而增加。表面看是肺部摄取 O_2 效率降低了,实则反映了机体排出更多 CO_2 的需求。$VeqO_2$ 是确定AT位置的4种方法之一(详见第12章)。

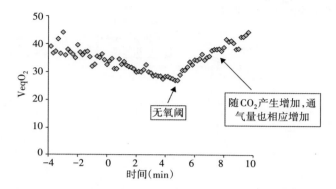

图 11.5　在到达 AT 之后,因缓冲乳酸导致 CO_2 产生增加,此时通气量也随之增加,且其增量明显高于 VO_2,从而引起 $VeqO_2$ 升高。

11.5　呼气末氧分压($P_{ET}O_2$)与呼气末二氧化碳分压($P_{ET}CO_2$)

多数 CPET 设备会实时显示呼气末氧分压($P_{ET}O_2$)和呼气末二氧化碳分压($P_{ET}CO_2$)。其原理为,假定呼气末的呼出气体来自肺部深处(如肺泡)(图 11.6),并为来自所有肺泡的混合气体(灌注良好及灌注不足的肺泡均包括)。健康个体中,$P_{ET}O_2$ 和 $P_{ET}CO_2$ 在 CPET 过程中一般变化很小。

在 CPET 早期,随着 $\dot{V}$–Q 匹配的改善,越来越多的肺泡内 O_2 被血液吸收,因此,呼出 O_2 减少,$P_{ET}O_2$ 略有下降(图 11.7)。

到达 AT 之后,通气虽然增加,但被血液吸收的氧气并未进一步增加,因此,呼出气成分会逐渐接近吸入气成分,$P_{ET}O_2$ 再次回升至吸入空气的含氧水平。

在健康个体中(即无效腔容积正常),$P_{ET}CO_2$ 可用于估算 $PaCO_2$;该假设被许多 CPET 软件系统用以计算 V_D/V_T 值。然而,患有肺部疾病时(更需要监测 V_D/V_T 的异常情况),$P_{ET}CO_2$ 与 $PaCO_2$ 关系的可靠性却大幅降低,故此时推荐行动脉血气测量以确定 $PaCO_2$。运动高峰期 $PaCO_2$ 和 $P_{ET}CO_2$ 之间的差异对反映肺血管交界的完整性具有重要的提示价值:例如,正常人在运动峰值期的 $PaCO_2$–$P_{ET}CO_2$ 差值应为负数——此方法十分实用,可用来排除肺工作效率降低或无效腔容积增加。

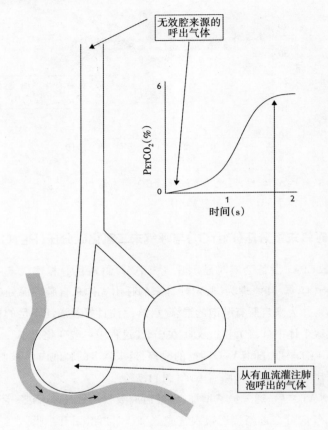

图 11.6 呼气末气体浓度反映了在肺部通气均匀情况下的肺泡(及动脉)气体张力。如果肺部病变呈斑片状分布,则呼气末气体浓度受生理无效腔呼出空气的影响(生理无效腔的呼出气体成分接近吸入空气,因为其中几乎没有气体交换)。

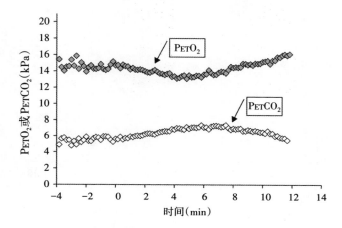

图 11.7　CPET 后期,呼气末(ET)氧分压水平升高,这是由于 CO_2 产生及相继而来的酸血症提升通气,使得实际通气量超出了维持 $\dot{V}O_2$ 所需的通气量(该现象有时被称为"相对于 $\dot{V}O_2$ 的过度通气")。同时,随着运动时 CO_2 产量增加,$PETCO_2$ 水平也逐渐升高,然而,当酸血症增加的通气量超出了消除 CO_2 所需的通气量时,$PETCO_2$ 则开始下降。

　　呼气末气体分压曲线也可用于检测呼吸模式异常,例如,心理因素驱动的 $\dot{V}_E$ 增加可引起 $VeqCO_2$ 值升高,于是造成肺工作效率降低的表象。此时 $VeqCO_2$ 必然不稳定(图 11.8)。

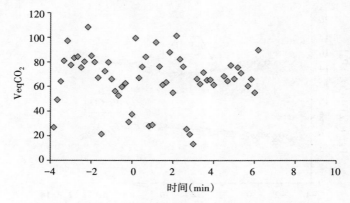

图11.8 呼吸模式异常患者VeqCO₂不稳定。

实用技巧

CPET中的PᴇᴛCO₂具有宝贵价值。操作者应在CPET期间实时监测PᴇᴛCO₂曲线变化——该值的快速下降可早期提示过度通气；而若PᴇᴛCO₂呈极低值且患者无过度通气症状（如头晕、惊恐），则可提示严重的肺或肺血管疾病，应在受试期间严密监测血氧饱和度。

11.6 VeqCO₂和预后

如前所述，较大的$\dot{V}_E/\dot{V}CO_2$斜率（即高Vᴅ/Vᴛ值）在患心力衰竭或慢性肺病的患者中提示预后不良。VeqCO₂最低值可用于划分心肺疾病的严重程度（表11.1），也可用于术前运动测试（见第19章）。

（陈昉园 译 刘冬妍 校）

延伸阅读

Kinnula VL and Sovijarvi AR. Elevated ventilatory equivalents during exercise in patients with hyperventilation syndrome. Respiration. 1993;60(5):273–8.

Mezzani A. Cardiopulmonary exercise testing: basics of methodology and measurements. Ann Am

Thorac Soc. 2017 Jul;14(Supplement_ 1):S3-11.

O'Donnell DE et al. Exercise hypercapnia in advanced chronic obstructive pulmonary disease: the role of lung hyperinflation. Am J Respir Crit Care Med. 2002 Sep;166(5):663-8.

Whipp BJ and Wasserman K. Alveolar-arterial gas tension differences during graded exercise. J Appl Physiol. 1969 Sep;27(3):361-5.

微信扫码
☆看【审后记】

第12章
无氧阈

本章要点

- 在心肺运动试验的经典概念中,负荷递增运动中存在一个阈值,即无氧阈(AT)。
- 虽然存在争议,AT仍代表了心肺运动试验中无氧代谢显著补充有氧代谢,并指示达到乳酸产生增加的时间点。
- 乳酸被HCO_3^-缓冲,并产生更多CO_2。
- AT一般在$\dot{V}O_2$大于个体$\dot{V}O_2max$预计值的40%时出现。
- 低AT值主要是由于O_2运输至肌肉受限,这通常由心脏疾病或外周血管疾病导致。

12.1 什么是无氧阈(AT)?

历年来,关于无氧阈(AT)及其命名有诸多争论。其曾被称为代谢阈、乳酸突破点和血乳酸积聚点。在本书中,假设在负荷递增运动试验中,存在一个有氧代谢被无氧代谢渐进式补充的点。其他因素可能与无氧阈出现有关,但与通常观念不同的是,可能并不存在无氧代谢突然启动的明确阈值。关于AT的讨论超出本书范围,但临床解读运动试验时,简单地认识到,在负荷递增运动试验中存在一个呼吸参数明显改变的时间点/时间窗还是有价值的。

本书中的无氧阈是通过分析呼出气得到,即"呼吸无氧阈",而不是通过检测血乳酸(在部分临床试验室中会检测血气乳酸,乳酸>4mmol/L定义为无氧阈)或分析肌肉变化而得到。

实用技巧

每次都要在曲线图上找到AT点。

12.2　为什么AT重要?

对于临床医生来说,AT出现的点具有重要的临床价值。低AT值(见后续章节)通常代表生理功能低下,提示心肺功能不全,也提示大手术预后不良。第19章会讲解AT在评估手术风险方面的价值。

学习要点

在AT出现之后有氧代谢仍然继续,只是被无氧代谢补充了。

12.3　碳酸氢盐缓冲乳酸

肌肉生成的乳酸所产生的氢离子(H^+)最早由HCO_3^-缓冲,产生H_2O和CO_2:

$$H^+ + HCO_3^- = H_2O + CO_2$$

H_2O容易清除,CO_2主要通过增加通气来排出。

当绘制CO_2排出量($\dot{V}CO_2$)和摄氧量($\dot{V}O_2$)随时间变化曲线时,$\dot{V}CO_2$曲线与$\dot{V}O_2$曲线在AT点交叉(图10.1)。AT通常在运动过程的50%~70%时出现。这是第一种确定AT的方法。

12.4　RER与AT

图10.2所示的曲线为RER。AT在RER>1的点出现。

12.5　确定AT的V-斜率法

如果绘制$\dot{V}CO_2$随$\dot{V}O_2$变化曲线,在AT出现时可看到一个拐点,超过此点的曲线会更加陡峭，因为$\dot{V}CO_2$增长较$\dot{V}O_2$更显著。这种确定AT的方法被称为V-斜率法（图12.1）。如果用这种方法寻找AT,最好将曲线画在横、纵定标系数相同的正方形轴上（例如,如果坐标纸上2cm代表1L $\dot{V}CO_2$,那么1L $\dot{V}O_2$也应是2cm）,之后应用直角格寻找拐点。

通常曲线的斜率变化比较缓慢,并没有一个锐利的拐点,因此,很难找到能精确定位AT的点。这说明无氧代谢补充有氧代谢是一个逐渐的过程,并非突然切换（图12.2）。

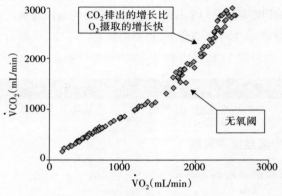

图12.1 V-斜率图上的AT拐点。

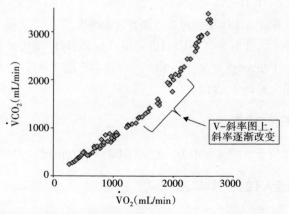

图12.2 V-斜率图上,斜率逐渐改变,而非有一个明确的拐点。

学习要点

在 AT 出现之后，$\dot{V}CO_2$ 较 $\dot{V}O_2$ 增加更显著，以 $\dot{V}CO_2$ 相对于 $\dot{V}O_2$ 作图，可在 V-斜率图上看到一个拐点。

12.6　其他 AT 定位方法的不确定性

还有其他方法能确定或证实 AT。可使用 $P_{ET}O_2$ 和 $P_{ET}CO_2$ 曲线和 $VeqCO_2$ 来佐证 AT 是否正确。本书前文曾提到气体交换阈代表了 VCO_2 和 VO_2 二者比例的突然改变或分离，而通气与 CO_2 继续成比例增加，故在 AT 出现时 $P_{ET}CO_2$ 和 $\dot{V}E/\dot{V}CO_2$ 不变，但 $P_{ET}O_2$ 和 $\dot{V}E/\dot{V}O_2$ 会改变。因此，读者可通过观察寻找 $P_{ET}O_2$ 出现拐点而 $P_{ET}CO_2$ 保持不变，或 $VeqO_2$ 出现拐点而 $VeqCO_2$ 保持不变来验证 AT 点。

尽管有上述几种方法确认 AT（框 12.1），但有时，在一些受试者中仍很难找到 AT，尤其是当心肺运动试验时间很短（图 12.3）或者受试者有一段预期过度通气（尽管可通过运动前 RER 不稳定来发现）（见第 10 章）。如果不能确定，就要报告 AT 准确性不足。

实用技巧

呼气末气体浓度与 AT

在 AT 出现后，CO_2 产生增加会引发过度通气。$P_{ET}CO_2$ 保持与 AT 出现前相似的水平——通气增加的同时 CO_2 也增加了。按照定义，增加的 CO_2 来自无氧代谢，而 O_2 摄取没有增加。因此，通气增加的同时 O_2 摄取没有增加，导致 $P_{ET}O_2$ 看起来更加接近空气中的氧浓度。简而言之，在 AT 出现之后，$P_{ET}CO_2$ 将保持不变，而 $P_{ET}O_2$ 立刻升高。

框 12.1　寻找 AT 的 4 种方法

1. 在 $\dot{V}CO_2$ 和 $\dot{V}O_2$ 相对于时间的曲线上，$\dot{V}CO_2$ 上升变快并与 $\dot{V}O_2$ 曲线交叉的点

2. 以 $\dot{V}CO_2$ 对 $\dot{V}O_2$ 作图，曲线变得更陡峭（斜率增大）的点

3. RER 上升到大于 1.0 的点

4. $VeqO_2$ 和 $P_{ET}O_2$ 开始升高，而 $VeqCO_2$ 和 $P_{ET}CO_2$ 保持不变的点

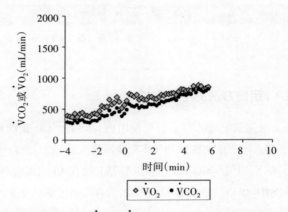

图12.3 心肺运动试验中,$\dot{V}O_2$ 和 $\dot{V}CO_2$ 持续升高,本图只显示 AT 前的曲线。

12.7 什么是正常的AT?

对于什么是正常的 AT 并没有一个严格的正常值,健康人通常在 $\dot{V}O_2max$ 预计值的50%到60%之间达到 AT。根据经验,AT 应大于 $\dot{V}O_2max$ 预计值的40%。如果用 $\dot{V}O_2max$ 实测值来衡量 AT,同时此受试者达到的最大 $\dot{V}O_2$ 又较低(例如,因不适而终止试验),那么 AT(相对于 $\dot{V}O_2max$ 实测值的比例,译者注)会看起来异常升高。在专业运动员中,此比值甚至可高达80%,但需要记住的是,通常,以占 $\dot{V}O_2max$ 预计值百分比来描述 AT。因此,如果一个运动员的 $\dot{V}O_2max$ 达到预计值的180%,那么 AT 就可能超过100%。所以解读运动员的心肺运动试验报告时要注意变通,改用 $\dot{V}O_2max$ 实测值的百分比来报告 AT。

学习要点

AT 应大于或等于 $\dot{V}O_2max$ 预计值的40%,而不是 $\dot{V}O_2max$ 实测值的40%。如果低于该水平,很可能存在问题。

12.8 什么导致AT下降?

循环系统无法运送足够的O_2以满足组织代谢需求时,无氧代谢启动,换句话说,存在氧供不足。在心肺运动试验中低于正常运动强度时出现无氧代谢的几种主要原因是:

- 心输出量(CO)降低
- 下肢血管阻塞
- 贫血或低SpO_2导致的O_2转运不足
- 肌肉疾病引起无氧代谢提前启动

AT可传递出机体在运动中的表现(表12.1)。如果发现AT下降,提示存在临床问题,需要进一步检查。

表12.1 不同临床状态下的AT

	AT(占$\dot{V}O_2max$预计值百分比)
专业运动员	61~80
正常	51~60
去适应状态(deconditioning)/轻度疾病	40~50
异常	<40

临床情景

体适能下降的受试者

由于人们普遍容易久坐,同时医疗也变得更具有防御性,体适能下降且主诉运动受限的个体更容易被开具心肺运动试验。一个人能够达到的运动强度与其体适能水平、所患疾病、疾病严重程度相关(表12.2)。所以如果为单次体适能测定划出一条"正常值"线,那么体适能下降的健康个体可能低于这条线,而体适能良好的患有轻度疾病的个体也可能高于这条线。(这类人群在)运动过程中会发生或缺失了哪些变化? 这些变化又如何影响心肺运动试验结果?

表12.2　最大摄氧量($\dot{V}O_2max$)和二氧化碳当量(VeqCO$_2$)对心肺功能受限严重程度的说明

严重程度	$\dot{V}O_2max[mL/(kg \cdot min)]$	VeqCO$_2$
正常	>20	<30
轻度	16~20	30~35
中度	10~15	36~45
重度	<10	>45

　　尽管运动训练可增加肌肉,但对运动能力提升影响最大的是心肌增加和心输出量增加。心输出量增加也意味着较低的静息心率就足以维持灌注血压,在需要时即可轻易增加血压,而不必靠增加全身血管阻力。毛细管作用增加和肌肉功能改善可增加肌肉对毛细血管中O$_2$的摄取,从而改善体适能。

（黄可译　董芬校）

延伸阅读

Astrand P-O et al. Textbook of Work Physiology: Physiological Bases of Exercise, 4th edition (2003). Champaign, IL: Human Kinetics.

Beaver WL et al. Bicarbonate buffering of lactic acid generated during exercise. J Appl Physiol. 1986 Feb;60(2):472-8.

Hopker JG et al. Controversies in the physiological basis of the 'anaerobic threshold' and their implications for clinical cardiopulmonary exercise testing. Anaesthesia. 2011 Feb;66(2):111-23.

第13章
呼吸代偿点

本章要点

- 当心肺运动试验后期发生酸血症并导致通气驱动增加时,会观察到呼吸代偿点。
- 在心肺运动试验中,呼吸代偿点比无氧阈出现得晚。
- 出现清晰的呼吸代偿点表明受试者尽到最大努力。
- 当肺部疾病使运动受限,则没有呼吸代偿点。

13.1 什么是呼吸代偿点

在心肺运动试验过程中,通气量会增加以清除 CO_2。在试验的前半部分,CO_2 来自有氧代谢。一旦过了无氧阈,乳酸缓冲也产生 CO_2。但当乳酸缓冲不足以维持血液 pH 值在正常水平时,受试者则出现酸血症。由于机体尝试维持血液 pH 值在正常状态,酸血症会进一步刺激呼吸系统,类似在糖尿病酮症酸中毒或肾衰竭中发生的现象。酸血症开始刺激呼吸系统的时间点被称为呼吸代偿点(RCP)。

13.2 通气量($\dot{V}_E$)与二氧化碳排出量($\dot{V}CO_2$)

在前文中,已看出 $\dot{V}_E$ 与 $\dot{V}CO_2$ 密切相关。观察图 13.1,在心肺运动试验即将结束时,曲线斜率进一步增加。这说明通气量多于清除 CO_2 所需的量。此时,通气量来自酸血症的刺激,不再与 CO_2 的产生量成比例。

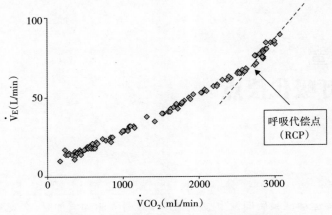

图 13.1　超过呼吸代偿点后通气量增加情况。

13.3　呼吸代偿点与无氧阈值之间有什么区别?

无氧阈值与呼吸代偿点常被混淆,二者之间存在争议。本书不过多讨论二者的关系。读者仅需识别无氧阈值和呼吸代偿点,并认识到这些参数在患者中的异常提示心肺问题。呼吸代偿点通常是患者开始感觉到极度呼吸急促并接近运动终止的时刻。

当 $VeqO_2$ 和 $VeqCO_2$ 对时间曲线展示于同一幅图时,能在 $VeqO_2$ 曲线上看到无氧阈值,而 $VeqCO_2$ 曲线上的呼吸代偿点出现稍晚。在两点之间,HCO_3^- 尚能有效缓冲肌肉酸中毒并产生 CO_2、防止酸血症(图 13.2)。一些临床医生将无氧阈值和呼吸代偿点分别报告为第一通气阈和第二通气阈,若为某个特定目的(如手术前危险分层)报告通气阈,应当确认识别的是哪个通气阈。

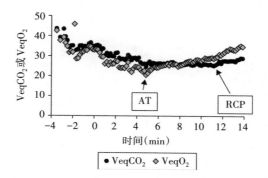

图13.2 $VeqO_2$和$VeqCO_2$展示无氧阈和呼吸代偿点的发生。

实用技巧

确定无氧阈,主要观察V-斜率图(以$\dot{V}CO_2$对$\dot{V}O_2$做曲线);确定呼吸代偿点,主要观察$\dot{V}_E$-$\dot{V}CO_2$图。然后查看Veq图以验证(见第11章)。

学习要点

出现清晰的呼吸代偿点意味着酸血症和机体维持pH值的努力导致了额外的呼吸驱动。

呼气末二氧化碳

在运动试验早期阶段乃至无氧阈值阶段,通气量上升以应对CO_2产量增加,因此,$P_{ET}CO_2$没有突然的变化。然而,超过了呼吸代偿点后,酸血症刺激通气量,继而通气量超过消除CO_2所需的通气量,故$P_{ET}CO_2$值开始下降,逐渐与吸入的空气接近(图13.3);这是受试者接近心肺运动试验终点的良好指标。

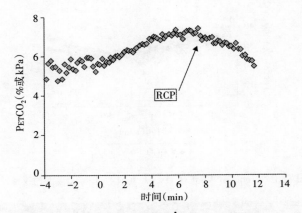

图 13.3 当酸血症开始刺激通气量并超过 $\dot{V}CO_2$ 所需时,呼气末二氧化碳在呼吸代偿点之后出现下降。

13.5 呼吸代偿点和肺部疾病

患严重肺部疾病的患者经常不能运动至出现酸血症和(或)出现呼吸代偿点产生通气量变化的时候。这些患者往往在 RER<1.0 时就被迫停止运动。相反,出现呼吸代偿点则证明通气量不限制运动能力。

> **学习要点**
>
> 患有严重肺部疾病时,没有清晰的呼吸代偿点。

（董芬 译 黄可 校）

延伸阅读

Carriere C et al. Anaerobic threshold and respiratory compensation point identification during cardiopulmonary exercise tests in chronic heart failure. Chest. 2019 Aug;156(2):338−47.

Maughan R et al. Biochemistry of Exercise and Training (1997). New York, NY: Oxford University Press.

Meyer T et al. Is lactic acidosis a cause of exercise induced hyperventilation at the respiratory compensation point? Br J Sports Med. 2004 Oct;38(5):622−5.

第14章
氧饱和度

本章要点

- 在 CPET 期间,外周血氧饱和度(以下简称"氧饱和度",SpO_2)比静止时下降大于4%是不正常的。
- 肺部疾病和肺血管疾病是氧饱和度降低最常见的原因。
- 心脏病患者在运动时往往不会出现氧饱和度下降。
- 某些心脏间隔缺损,如卵圆孔未闭(PFO),是很常见的疾病,且能在 CPET 过程中引起右向左分流和氧饱和度下降。

一些患有严重肺部疾病(伴或不伴肺血管疾病)的患者,即使做最轻松的运动,氧饱和度也会下降;这种情况在递增负荷 CPET 中会立即表现出来。在测试期间,SpO_2 的显著下降是一种异常情况,应认真对待;这可能表明气体交换存在值得重视的问题。

实用技巧

如果使用手指探头,注意检查是否因为受试者握把手太紧造成了数值下降的假象,如果担心 SpO_2 过低,建议使用前额氧饱和度探头。还要检查血压袖带是否与氧饱和度探头在同一侧手臂上(因为血压袖带膨胀时会导致间歇性血流受阻)。

14.1　什么是SpO$_2$显著下降?

通常,将SpO$_2$的显著下降定义为比静止时下降>4%(图14.1)。还需要动脉血气分析进一步证实低氧血症。假定氧饱和度下降确实反映了低氧血症,运动性低氧血症有4个主要的生理原因,其中,$\dot{V}-\dot{Q}$比例失调是最常见的原因(框14.1)。

> **学习要点**
>
> CPET时SpO$_2$下降大于4%是异常情况,表明存在肺部疾病、肺血管疾病,或右向左分流。

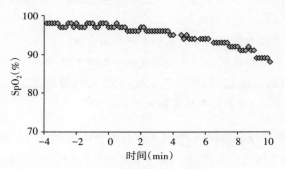

图14.1　CPET过程中SpO$_2$下降。

> **框14.1　CPET过程中氧饱和度下降的4个主要原因**
>
> 1.通气–灌注($\dot{V}-\dot{Q}$)比例失调
> 2.弥散功能受损
> 3.心脏右向左分流
> 4.肺泡低通气,即高碳酸血症

14.2　$\dot{V}-\dot{Q}$比例失调

第11章中提到,静息站立状态下,流向肺底的血液多于流向肺尖的。随着运动时心输出量的增加,流向肺顶部的血管打开,灌注变得更加均匀,也可以说,使$\dot{V}-\dot{Q}$比例变得更均匀。

肺部病变时会发生什么情况?肺气肿患者的肺部某些区域因过度充气导致肺血管树被牵拉变细,在运动引起心输出量增加时,没有足够的空间容纳更多血液,血液流向其他部位的肺组织而造成过度灌注。结果导致低氧血症。

临床场景

运动诱发的动脉低氧血症

　　一些专业运动员会在极限运动中发生血氧饱和度下降,这种现象被称为运动诱发的动脉低氧血症(EIAH)。目前,确切原因尚不清楚,生理机制主要包括通气受限(见第15章)、分流,以及温度对血红蛋白饱和曲线的影响。注意,需排除其他可能的病因后再将氧饱和度降低归因于EIAH。

14.3 弥散功能受损

血液进入肺部时,氧分压(PO_2)约为5kPa(1kPa≈7.5mmHg),并迅速增加到接近但低于肺泡中PO_2值的水平(图14.2)。肺泡氧分压和动脉氧分压之间的差异被称为$PA-aO_2$梯度。

在运动过程中,心输出量增加,血液流经肺部毛细血管的速度加快。尽管如此,血液仍然有足够时间达到充分的氧饱和。没有肺部疾病时(除非存在心内分流),运动过程中不会出现氧饱和度下降——在跑步比赛结束时,每个参赛者的血液都是鲜红色,而非蓝色。

如果弥散功能存在问题,如肺泡壁因炎症或纤维化而增厚,肺泡需要更长的时间使所有毛细血管血液氧分压达到相同水平(刚好低于肺泡氧分压;图14.3)。当受试者开始运动时,只要血液在毛细血管中停留的时间减少,就会引起动脉PaO_2下降,从而导致SpO_2的下降。

学习要点

CPET是个好方法,通过递增负荷运动对肺部气体交换能力进行压力测试,可揭示静息时没有发现的弥散功能受损。还应知晓,场地步行测试可能漏诊CPET中发生严重氧饱和度下降的患者。

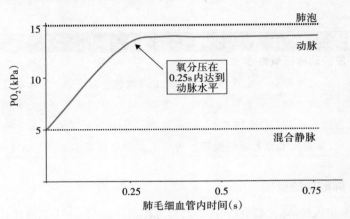

图14.2 血液氧分压正常升高,进入肺循环后,在0.25s内从混合静脉水平上升至动脉水平。

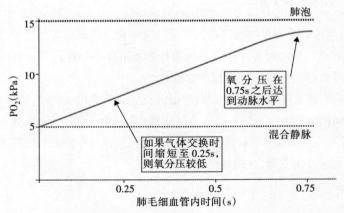

图14.3 在进入肺循环0.75s内,血液氧分压从混合静脉水平上升至动脉水平,慢于正常速度。

14.4 心脏间隔缺损

有严重右向左分流的患者可能在静息状态即呈发绀状态,在CPET之前就可通过临床表现或客观检查得到诊断。但需注意,较小的心脏间隔缺损可能只在运动时开放,如卵圆孔未闭(PFO),该病在人群中占20%~30%。其典型的CPET表现是SpO_2下降,还包括同时出现的RER升高、$P_{ET}CO_2$降低,这可能是由于静脉血液突然从外周肌肉进入动脉循环。此类患者应进一步做运动后心声学造影。

学习要点

在多达1/4的人群中存在卵圆孔未闭,卵圆孔可能只在运动时开放。

14.5 肺泡低通气

如果肺部无法正常工作,肺泡内CO_2高于正常水平,肺泡内O_2空间会减少,肺泡氧分压会降低(由肺泡气体交换方程可推断)。因此,如果CO_2排出异常,$PaCO_2$升高,则PaO_2降低。

14.6 氧饱和度下降及氧脉搏

最后要注意的一点是,那些氧饱和度下降的受试者,如果肺内流经的血液没有摄取较多的O_2,但心率持续升高,那么氧脉搏必定下降。

实用技巧

如果在CPET过程中氧脉搏没有正常上升,检查SpO_2,以排除血液氧合未达到正常动脉水平引起的氧脉搏异常。

(常晨丽 译 李雪昕 校)

延伸阅读

Badesch DB et al. Medical therapy for pulmonary arterial hypertension: updated ACCP evidence-based clinical practice guidelines. Chest. 2007 Jun;131(6):1917-28.

Deboeck G et al. Exercise testing in pulmonary arterial hypertension and in chronic heart failure. Eur Respir J. 2004 May;23(5):747-51.

Dempsey JA and Wagner PD. Exercise-induced arterial hypoxemia. J Appl Physiol 1985. 1999 Dec;87(6):1997-2006.

King TE Jr et al. Predicting survival in idiopathic pulmonary fibrosis: scoring system and survival model. Am J Respir Crit Care Med. 2001 Oct;164(7):1171-81.

Mak VH et al. Effect of arterial oxygen desaturation on six minute walk distance, perceived effort, and perceived breathlessness in patients with airflow limitation. Thorax. 1993 Jan;48(1):33-8.

Sun X- G et al. Gas exchange detection of exercise- induced right- to- left shunt in patients with primary pulmonary hypertension. Circulation. 2002 Jan;105(1):54-60.

第15章
其他呼吸指标

本章要点

- 对于疑诊肺部疾病的患者,可应用其他几种检测手段与CPET联合评估。
- 检测动态过度通气,需要做特殊的呼吸动作。
- 运动后检查肺功能,可用于诊断运动诱发性支气管痉挛(EIB)。
- 在CPET期间,注意听诊是否有哮鸣音或大气道喘鸣音。

本书已介绍了多种应用CPET评估肺部和呼吸系统功能的方法。然而,某些呼吸系统问题很难查明,除非做特殊专项检查。本章介绍如何检测运动诱发性哮喘/EIB和运动诱发性喉梗阻(EILO)。CPET中的动态流量容积曲线和动态肺容积变化可用于评估慢性气流阻塞(慢阻肺/肺气肿或哮喘)的严重程度。

15.1 运动诱发性支气管痉挛

多数CPET运动方案,需要在测试前和停止运动后的几个时间点记录患者的FEV_1,从而有效发现FEV_1的下降,进而获得EIB的特异性诊断证据。

学习要点

EIB的常用诊断标准为停止运动后20min测得的FEV_1较测试前或基线值下降≥10%。呼气峰流速(PEFR)并非EIB的可靠诊断指标,因其更依赖于用力情况;当受试者在运动测试后感到疲劳,PEFR可能下降。

CPET对EIB的检出率较低,是因为EIB受气道脱水和低温影响,而不是由运动本身释放的循环介质引起。因为CPET试验过程中面罩本身具备加湿效果,常规CPET方案并非EIB的最佳激发途径。CPET不是EIB的敏感检测手段,因此,FEV$_1$数值在检测后常常保持不变(即没有发现与患者自述症状相符合的EIB证据)。

实用技巧

即便CPET试验后FEV$_1$没有下降,也不能排除EIB诊断。

临床场景

职业运动员的EIB

EIB是职业运动员中很常见的一个问题,研究表明,大约1/4的耐力型运动员存在EIB。在剧烈运动过程中,气道水分流失引起气道表面渗透压变化。寒冷干燥的空气会促使敏感人群发生支气管收缩,尤其是未经热身时就进行快速剧烈运动极易诱发EIB。因此,患者或运动员EIB运动诱发试验的要点是呼吸干燥空气,且快速提升运动负荷量。整个运动时间持续6~8min,目标心率至少达到最大心率预计值85%。在运动后的第3、5、7、10、15和20min分别行肺量计检查。FEV$_1$比试验前的基线值下降10%判为阳性。

该方案与CPET常规方案有很大不同,其能检测出EIB(特异性较高),但敏感性较差(即做出假阴性判断,漏诊EIB)。因此,现在许多机构使用备选或替代方案诊断EIB,如采用间接激发方式(使用甘露醇干粉等吸入性高渗气溶胶诱发气道脱水),或采用主动过度换气方式(即用力呼吸寒冷干燥气体6min)。

15.2　运动诱发性喉梗阻/声带功能障碍

运动诱发性喉梗阻(EILO)又称为运动诱发性声带功能障碍,症状表现为在剧烈运动期间出现短暂的声带闭合,继而吸气受限。随着人们对这一疾病的认识加深,发现其可能影响多达1/10的青少年。

由于EILO患者运动时表现出呼吸困难和喘息症状,初诊时常被当作哮喘误诊误治。随着运动负荷逐渐增加,EILO患者的症状愈发明显,且可闻及大气道喘鸣声。当运动负荷逐渐降低,症状也会迅速得到改善。

流量-容积曲线不能作为EILO的可靠诊断方法,即使在运动后继续记录流量-容积曲线也不可行,因为运动停止后症状往往迅速改善。唯一的确诊方法是运动期间连续喉镜检查(CLE),目前,能够做该检查的机构越来越多。当运动员出现症状时,如无法实施CLE,可通过相机自拍的方式记录喘息模式。

实用技巧

在患者进行CPET时,可通过听诊喘鸣声并观察呼吸模式,判断其是否存在呼吸模式异常和EILO。

15.3 气流受限与动态过度通气

试验期间,许多CPET检测系统可绘制出每次呼吸的潮气量曲线。当进行低强度运动时,曲线看起来很平滑,类似矩形。CPET试验开始前记录最大流量-容积曲线(MFVL),二者相叠,可观察到潮气量曲线与MFVL的关系。随着通气量增加,潮气量曲线描记的环也随之加大,健康受试者的该曲线向容积轴右侧移动,即表示呼气末肺容积(EELV)随运动减少、深吸气量(IC)随运动增加。这有助于将膈肌力量最大化地转换为压力,从而提高呼吸效率。

然而,由于气道狭窄的原因,患有气道阻塞性疾病的患者无法在每次呼气时完全排空肺部,就会出现进行性加重的过度充气,或动态过度充气,即呼气末肺容积增加和深吸气量(IC)降低。在这种情况下,由于呼气气流受限,潮气量曲线的扩张受到影响,曲线呼气支呈三角形(图15.1),即受试者无法呼出更大的潮气量(框15.1)。上述检测需要由熟悉呼吸生理的人员进行操作,患者也要接受指导并演练动作,以确保检测结果准确。

综上,现总结这样一个知识点:对于部分患者,当肺过度膨胀到一个临界值时,潮气量达到深吸气量的70%或以上。此时,肺部疾病患者达到"临界"补吸气量(IRV),即肺总量(TLC)和吸气末肺容积(EILV)之间的差值,通常为0.5~1L,此时呼吸困难显著加重。当患者通气严重受限,可能因呼吸困难而不得不停止试验。随着年龄的增长,肺部弹性回缩力下降,意味着气道在呼气时更容易塌陷。这一现象可解释为什么老年人运动中的潮气量增加程度不如年轻人——因为在下一次吸气之前,老年人呼不出年轻人那么多的空气。

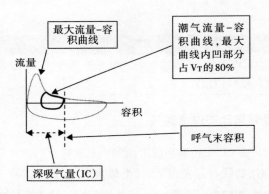

图15.1 CPET期间记录的流量-容积曲线,显示了在呼气过程中,最大流量-容积曲线上潮气量曲线内凹。

框15.1 CPET期间流量-容积曲线中气流阻塞和动态过度通气的指标

- 呼气末容积增加,与正常受试者呼气末容积减少形成对比
- 深吸气量逐渐下降且至少下降250mL
- 潮气量>70% IC
- 补吸气量<0.5L
- 潮气流量-容积曲线的内凹部分越来越靠近CPET前测定的最大流量-容积曲线。可计算该曲线的具体占比

实用技巧

通气储备(见第8章)作为通气受限的一个评估指标,有助于解读 CPET。另外,通过分析运动期间的肺部气体流量和潮气量的各种表现,可获得非常多的有用信息。

(杨天祎 译 司徒炫明 校)

延伸阅读

Casaburi R and Rennard SI. Exercise limitation in chronic obstructive pulmonary disease. The O' Donnell threshold. Am J Respir Crit Care Med. 2015 Apr;191(8):873−5.

Cooper CB. Airflow obstruction and exercise. Respir Med. 2009 Mar;103(3):325−34.

Dickinson J et al. The BASES expert statement on assessment and management of non− asthma related breathing problems in athletes. https:// www.bases.org.uk/ imgs/ tses_ autumn_ 2015_ p8_ 9_ _ pages_ _ breathing_ problems369.pdf

Dolmage TE et al. Defining hyperinflation as 'dynamic': moving toward the slope. Respir Med. 2013 Jul;107(7):953−8.

Griffin SA et al. Breathless athlete: exercise− induced laryngeal obstruction. Br J Sports Med. 2018; 52(18):1211−12.

Hull J and Dickinson J. Do you know athletes who have a wheeze and get short of breath easily? Surely asthma, right? [PODCAST link for review of wheeze and breathlessness in athletes.] https: // soundcloud.com/ bmjpodcasts/ do− you− know− athletes− who− have− a− wheeze− and− get− short− of− breath− easily− surely− asthma− right

Parsons JP et al. An official American Thoracic Society clinical practice guideline: exercise− induced bronchoconstriction. Am J Respir Crit Care Med. 2013 May;187(9):1016−27.

第 **3** 部分

使用 CPET 数据

第 16 章
结果展示

本章要点

- CPET数据以表和图两种形式呈现。
- 九宫图是最广泛使用的图表格式。
- 算法有助于从数据中获得检测结果。

CPET数据通常以表和图的形式呈现,二者缺一不可。例如,从数据表中获得最大摄氧量绝对值固然关键,但从图中了解受试者如何达到最大摄氧量也十分重要。对于无氧阈而言,既要获得无氧阈时刻的摄氧量绝对值、占预比,也要看图了解该受试者的无氧阈判定过程并证实表格数据可靠。

实用技巧

CPET的结果以多种不同的方式呈现。系统而仔细地阅读数据和图表才能找到有用信息。初学者用荧光笔在复印版上圈出图表或表格关键点,并在关键点之间连线,可能有帮助。

学习要点

要解读CPET结果,就要总结表和图两种形式展现的运动耐量相关数据,从而理解受试者运动过程。

16.1 数值

CPET结果图越来越标准化,后文对此进行深入讨论。CPET数据表标准化程度也在提高,有利于不同机构解读。本书的表格相当简单,省略了血红蛋白、体重指数和运动方案等细节;而本章讨论的静息血氧饱和度、症状评分和血压,通常都会显示在CPET的结果摘要顶部。

回顾这些表格,思考其中的多项指标(前几章讲述过的)。在运动高峰期,已经有了摄氧量、分钟通气量和心率。可添加氧脉搏,但只需要检查在CPET期间氧脉搏的反应。在运动高峰时添加呼吸气体交换率,作为受试者努力程度的指标(记住,通气受限的受试者可能无法提高其呼吸气体交换率)。

在无氧阈附近可绘出二氧化碳当量曲线。曲线最低点在无氧阈附近,可得出气体交换指标,但仍需对图检查(详见第11章)。

表16.1的内容有点复杂。如果将其拆分为几部分,可能会更容易理解,每一行都呈递了有用的信息。

表16.1　运动峰值和无氧阈时的CPET数据				
	无氧阈		运动峰值	
	实测值	预计值或占最大摄氧量百分比	实测值	预计值或占预比
运动能力				
摄氧量(mL/min)	1565	最大摄氧量的42%	3650	98%
摄氧量[mL/(kg·min)]	20	>19	45	>32
心功能				
心率(次/分)			171	86%
氧脉搏			22.5	>19
通气				
分钟通气量(L/min)			87	67%
呼吸气体交换率			1.25	>1.2
气体交换				
二氧化碳当量(mL/min)	21	<32		
外周血氧饱和度(%)			98	>94

16.2 图

对于结果图,常令新手感到困惑的是,变量通常是在不同的x轴上绘制的,而一幅图中的y轴可能对应2个甚至3个变量。

16.2.1 x轴

多数情况下,CPET图是以变量对时间变化作图。如果工作负荷稳步增加,就像标准踏车功率计一样,那么以瓦为单位的工作负荷和时间可互换使用。如果关注功率,可在x轴上以瓦作为单位(见图4.7)。

其他结果图使用别的变量作为x轴,有其道理,但对初学者而言不易理解。例如,使用V-斜率图观察无氧阈,x轴是摄氧量,y轴是二氧化碳排出量(图12.1)。在x轴上使用摄氧量的优点是,可为x轴和y轴的变量设置同一个目标。这种方式也应用在氧脉搏图中,以发现变时性功能不全(见图6.6)。通过变换x轴变量可获得更多信息,只是初学者解读结果时会稍感费力。

有时,可根据临床需要绘制新图表;例如,评估呼吸模式异常的患者,可用呼吸频率、潮气量对时间作图。

16.2.2 y轴

y轴上有很多不同的变量。如果两个变量显示在同一图上,则每个变量的y轴必位于图的不同侧。每个变量使用不同符号,其颜色需与图例保持一致。

实用技巧

多花时间阅读CPET结果图表,会感到读图越来越直观。随着时间推移,习惯成自然。

16.2.3 九宫图

图16.1显示了CPET的九宫图形式;不同机构可按不同的顺序排图,或展示不同的变量组合。值得一提的是,这种组合安排是为了提供分组的可视化数据,以便于快速了解下述信息:①心血管反应;②通气反应;③气体交换反应。为重点评估心血管系统,现九宫图有相应更改,这些变化可能会引起混淆,每个机构可能使用不同版本的九宫图。

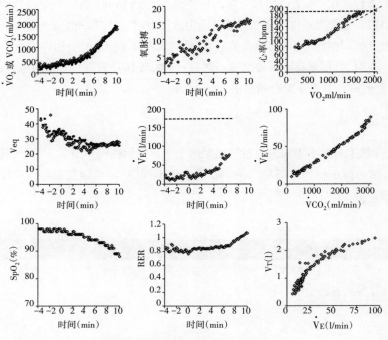

图16.1 CEPT九宫图示例。

16.2.4　四宫图

可选择四宫图形式将CPET结果视觉化呈现。每组四宫图集中展示某方面结果,如心血管系统反应,然后再读下一个四宫图。CPET的大部分精髓都可概括在一个四宫图中(图16.2)。

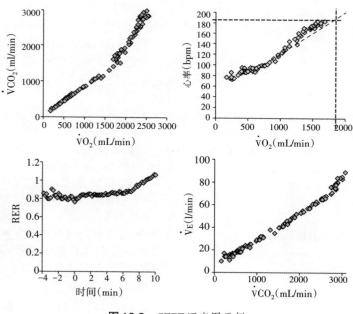

图16.2　CEPT四宫图示例。

16.2.5　图与CPET解读步骤:ABCDEF

在下一章中,按步骤解读CPET。简要总结如下,以了解每一步对应哪些有用的图(表16.2)。

表16.2	如何按步骤解读CPET数据
步骤	**图**
A:准确性（Accuracy）——测试可靠吗？	查看所有图
B:尽最大努力（Best effort）——受试者尽最大努力了吗？	摄氧量对时间或心率作图（主要看最大摄氧量,偶尔看摄氧量平台期）
	心率对时间作图（心率储备）
	分钟通气量对时间作图（通气储备）
	二氧化碳排出量对摄氧量作图（无氧阈）
	呼吸气体交换率对时间作图（峰值RER）
	分钟通气量对二氧化碳排出量作图（呼吸代偿点）
C:耐量（Capacity）——有氧耐量是否下降？	摄氧量对时间或心率作图（最大摄氧量）
D:确定运动受限的影响因素（Determine what limited exercise）	分钟通气量对时间作图（通气储备）
	心率对时间作图（心率储备）
	心率对摄氧量作图（心率上升）
	氧脉搏对时间作图（心脏疾病）
	外周血氧饱和度对时间作图（肺部疾病）
E:额外的价值（Extra value）	无氧阈、通气当量、呼吸气体交换率、分钟通气量/潮气量、气流受限、深吸气量
F:结束（Finish）	查看所有图

（李雪昕 译　常晨丽 校）

延伸阅读

Cooper CB and Storer TW. Exercise Testing and Interpretation: A Practical Approach. (2001). Cambridge: Cambridge University Press.

Dumitrescu D and Rosenkranz S. Graphical data display for clinical cardiopulmonary exercise testing. Ann Am Thorac Soc. 2017 Jul;14(Supplement_ 1):S12–21.

PFT Forum. [See CPET interpretation sections] https:// www.pftforum.com

第17章
结果判读

CPET报告的判读流程应当简单易行、有条有理、逻辑清晰。长期坚持正确流程就能可靠地识别绝大部分问题(除外最复杂的情况)。但CPET几乎不能用于任何疾病的确诊,只能概括地回答某一方面问题,如患者有无通气±换气障碍,或有无氧转运/循环问题。

流程图有助于分析结果(图17.1),判读流程的条理性有助于查漏补缺。

CPET结果判读是一个反复迭代的过程,意思就是在最终出具报告之前必须反复审阅数据及图表,以核实所有初步结论。

实用技巧

CPET报告要能够回答最初的问题——为什么当时要进行CPET?进行CPET对患者管理有什么影响?

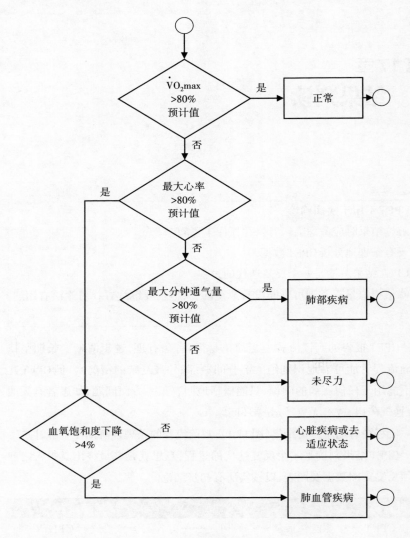

图 17.1 CPET 判读流程。

17.1　出报告前的准备工作

CPET 及其他呼吸生理检查的判读都从回答一系列问题开始。如果想做到有逻辑、有条理,请逐条分析框 17.1 所列举的问题。

框 17.1　在判读 CPET 之前应思考以下问题

1. 本次 CPET 要回答哪些临床问题? 要如何协助临床诊治? 对患者和开单医生而言,只提供原始生理数据的含糊报告价值不大。CPET 给不了病理确诊,但必须指导进一步诊治

2. 有哪些已知信息可用? 受试者是否贫血? 肺功能是否提示阻塞性通气功能障碍或弥散功能障碍? 病史中有无间断发作的低氧血症?

3. 数据是否准确? 是否存在定标不准、面罩漏气、假象伪差(例如,脉氧饱和度波动)等情况? 我报告的数据是否可靠?

4. 是否录入并使用正确的患者人口学参数及预测值范围? 假如摄氧量($\dot{V}O_2$)绝对值占预计值 45%,但体重调整后摄氧量高达 30mL/(kg·min),则人口学参数可能录入错误(如年龄或性别录入错误)

17.2　终止运动的原因?

在生理学功能评估或临床研究中,都要询问受试者或患者是出于什么原因无法继续运动(详见第 3 章)。如果医生测试时在场,对其胸痛、腿痛或呼吸困难等终止运动的原因会比较了解。

总有受试者或患者由于不明原因劳力性呼吸困难而做 CPET,但终止运动时 Borg 呼吸困难评分却只有 2/10(即轻度受限),这就很不合理。还有些受试者或患者因背酸或疼痛而终止运动,却被判为"过度换气"或"心率过快",可谓误导临床,毫无价值。

17.3　患者是否发挥最大限度锻炼/尽最大努力?

结果判读的关键之一是评估受试者或患者尽力程度。即需要明确受试

者或患者是否已尽最大的努力进行测试。即使关节/背部疼痛时,患者也尽力尝试,没有立即停止测试。如果医生测试时在场,努力程度较容易评估。如果只能远程出报告,使用框 17.2 中的问题可验证是否未尽力,这种情况称为次极量运动。

框17.2　判断受试者峰值运动未尽力的要点

- 功能科室报告了运动提前终止或运动存在异常,受试者或患者的劳力/气促评分较低

- $\dot{V}O_2max$ 较低

- HRR 较高(即剩余大量心率储备),但变时功能正常,即如果在 HRmax 预计值和 $\dot{V}O_2max$ 预计值之间连线,并做延长线,在终止运动前就能提早发现心率的"变化方向"是否正确

- $\dot{V}E$ 储备较高(即剩余大量的通气储备)

- AT 正常

- 没有达到 RCP

- 血乳酸较低(<4mmol/L)

- RER<1.0

实用技巧

通常,对于因未尽力而导致低 $\dot{V}O_2$ 的受试者,报告其运动"表现"不佳(impaired exercise 'performance');对已尽最大努力但 $\dot{V}O_2$ 仍较低的受试者,报告其运动"耐量"或"能力"下降(low capacity/capability)。

17.4　$\dot{V}O_2max$ 是什么?

评估受试者或患者的 CPET 尽力程度后,可继续分析其运动能力。本书在不同地方反复强调了 $\dot{V}O_2max$ 十分关键,需要特别注意。如果 $\dot{V}O_2max$ 正常,可肯定没有影响运动生理的严重疾病。如果 $\dot{V}O_2max$ 较低,则需要找出原因。首先看 HR 和 $\dot{V}E$ 的最大实测值和预计值,确认最大实测值是否达到预计值80%或以上。其次看 AT 和 $\dot{V}O_2$/功率(WR)斜率,确认是否因氧传输

问题影响运动心肺能力。

> **实用技巧**
>
> 　　如果 VO_2max 正常或超过预计值,不太可能存在重大病理改变,应避免过度解读。不过,对于存在呼吸困难的受试者,无论其 VO_2max 是否正常,都可利用 CPET 丰富有效的信息查明原因,解释症状。

> **临床场景**
>
> **肺动静脉畸形**
>
> 　　有严重临床问题的受试者或患者可能有正常水平的 VO_2max,因为其他 VO_2 的决定性因素(如心搏出量)超水平发挥可形成代偿。在肺动静脉畸形病例中,SpO_2 下降是一个关键线索。这也是前面提到的"正常 VO_2max 不太可能存在重大病理改变"的一种例外情况。

17.5　从心脏入手——心血管反应

　　下一步是查看 HR-VO_2 图,并比较实测值与预测轨迹。分析氧脉搏变化趋势,以及整个运动过程中 BP 和 ECG 反应。查看运动后/恢复期数据,特别是对于延迟出现的 HR 恢复现象,以及运动后氧脉搏升高现象。

> **实用技巧**
>
> 　　HR-VO_2 图是解读运动相关心血管反应的关键。

> **临床场景**
>
> **运动员**
>
> 　　面对曾经接受高强度训练的运动员或健康人,应用标准解读流程时需谨慎。例如,患者既往 VO_2max 达到预计值120%,即使患病后 VO_2max 下降30%,当前 VO_2max 仍"正常"。

17.6　通气反应

　　分析 $\dot{V}E$ 曲线以明确受试者或患者是如何逐渐抵达峰值的,并比较 $\dot{V}E$ 曲线和直接或间接MVV；注意不要使用已发布的常模表格中的$\dot{V}_E$预计值，因为阻塞性或限制性通气障碍的患者在运动终点时通气耐量下降，如果将$\dot{V}_E$与常模预计值进行比较就会显示为虚假的低值。如果$\dot{V}_E$曲线在运动过程中稳定上升，$\dot{V}_E$峰值降低的意义就与呼吸模式异常患者完全不同。

为查明呼吸模式异常的原因，需注意CPET是否受到通气限制，通气限制提示肺部疾病。回想一下，如果一名运动员测试时$\dot{V}O_2max$超过预计值（例如，达到140%预计值），当其患病后$\dot{V}_E$仍>80%预计值时，不能判读为通气"受限"。

将$\dot{V}_E$占预比与受试者/患者在终点时的气促评分进行匹配很有价值，可提示"感知"不匹配现象；另一方面，与直觉相反，重度劳力性呼吸困难患者终止运动时仍可能报告较低的Borg呼吸困难评分。

17.6.1　呼吸反应——提高CPET报告含金量

在某些病例中，通过观察整个运动过程中记录的V_t流量环和IC动作，可评估有无动态过度充气（详见第15章）。一些测试机构绘制IC–$\dot{V}_E$曲线变化，用以衡量随时间发展变化的速率。如想观察受试者或患者的气道功能是如何受运动影响的，还可查看吸气时间与呼气时间的比值（即吸呼比）。

从$\dot{V}_E/VCO_2$图可获取大量的信息。截距和斜率都是重要的参考指标。值得一提的是，呼吸疾病患者往往缺乏RCP。

从$V_T/\dot{V}_E$图可找到肺部疾病证据，评估V_T的增加是否与通气水平相匹配，或者是否由于呼吸模式异常导致二者比例失调。

> **实用技巧**
>
> $\dot{V}_E/VCO_2$图是解读运动通气反应（及气体交换）的关键。

17.7　气体交换反应

对于气体交换，需要确定AT，并在图中检查AT判定（V–斜率法、RER法和Veq法）。通过查看呼气末气体分压图复核AT。仔细寻找$\dot{V}_E/VCO_2$斜率

和 $VeqCO_2$ 的最低点(见第 11 章)。如果上述值较高,提示气体交换可能存在问题。

较低的 $P_{ET}CO_2$ 数值提示无效腔或过度换气,可通过动脉血气 $PaCO_2$ 进行鉴别。气体交换问题也可导致 SpO_2 下降。

动脉或动脉化部位(如温暖的耳垂)来源的血气分析可用于判定气体交换功能,可对肺泡、呼气末气体参数、血气结果三者进行比较,从而验证真实的气体交换功能。

实用技巧

AT 点的 $\dot{V}O_2$ 实测值要与 $\dot{V}O_2max$ 预计值进行比较,用表格展示并不方便。虽然很多其他参数可用表格展示,但图形能提供的信息更多。熟悉图形模式之后,判读主要依靠模式记忆与辨认。

启动规范的判读流程前不妨回顾一下其他图表,检查所有内容是否符合第一印象得出的结论,再次强调,这是一个反复迭代的过程。例如,CPET 中出现高 RER,提示应再次查看 $\dot{V}E$、Veq 和 $V_T/\dot{V}E$ 图形。事实上,九宫图的设计目的就是为了让判读更容易。

17.8　流程图

通过查看几个关键参数即可基本判读 CPET 中的主要问题,形成假设。查看其他参数后,则可修改或证实最初的假设(图 17.1)。一般而言,即使判读流程中的某个决策点/分支发生微小改变,也会严重影响最终诊断。因此,任何流程图使用时都要谨慎,如果有需要可使用更复杂的流程图(详见延伸阅读)。

随着 CPET 纳入更多复杂参数,还需要包含子决策点的复杂流程图,以及能够解决 AT 判定不准确的流程图版本。相关判读流程详见 Wasserman 等学者的文章(延伸阅读)。

17.9 自动分析

CPET结果判读是一项非常复杂的技能。计算机软件分析技术对结果判读越来越有帮助。在不久的将来,基于人工智能编程的相关技术将更广泛地投入使用。

一些测试机构通过算法建模,可报告摄氧效率斜率(OUES)等数值。该数值来自$\dot{V}_E$对$\dot{V}O_2$的对数拟合,用于评估心肺功能(及疾病情况),优点是不依赖于患者最大努力(详见延伸阅读)。

17.10 ABCDEF判读流程

框17.3介绍了CPET结果简易判读法,遵循本章介绍的基本原理。

框17.3 判读CPET报告的ABCDEF流程

A——准确性(Accuracy):你相信数据的准确性吗?其是否精确、真实、并有相关预计值?

B——尽最大努力(Best effort):患者是否尽最大努力?或者没有尽力,只达到了次极量水平?

C——能力(Capacity):运动耐量是否受损,即VO₂max与预计值相比是否偏低(通常取<80%)?

D——判定运动受限原因(Determine what limited the test):笼统而言,是心脏原因还是通气障碍导致运动受限?

E——额外价值(Extra value):思考本书讨论的其他变量和参数,提高报告含金量,帮助到开单的临床医生。最好按以下次序查看:①心血管曲线;②通气曲线;③气体交换曲线(详见本书下文)

F——根据目标出报告(Finish with a purpose):考虑这份报告对开单医生的指导意义,对进一步诊治提供建议

(司徒炫明 译 杨天祎 校)

延伸阅读

American Thoracic Society; American College of Chest Physicians. ATS/ ACCP Statement on cardiopulmonary exercise testing. Am J Respir Crit Care Med. 2003 Jan;167(2):211–77.

Baba R et al. Oxygen uptake efficiency slope: a new index of cardiorespiratory functional reserve derived from the relation between oxygen uptake and minute ventilation during incremental exercise. J Am Coll Cardiol. 1996 Nov;28(6):1567–72.

Eschenbacher W. An algorithm for the interpretation of cardiopulmonary exercise. Chest. 1990 Feb; 97(2):263–7.

Guazzi M et al. Clinical recommendations for cardiopulmonary exercise testing data assessment in specific patient populations. Eur Heart J. 2012 Dec;33(23):2917–27.

Wasserman K et al. Principles of Exercise Testing and Interpretation: Including Pathophysiology and Clinical Applications, 5th edition (2012). Philadelphia, PA:

第18章
临床应用

本章要点

- 了解几种疾病的 CPET 特征。
- 患者不会同时出现所有 CPET 特征。
- 去适应状态受试者 CPET 特征可能和轻微心脏病或肌肉疾病相似。
- 某些疾病可能影响多个系统,如同时影响通气和换气功能。

本书前几章讲述了不同的 CPET 参数及其如何受到特定疾病影响。本章叙述方式恰好反过来,先聚焦临床疾病本身,然后揭示 CPET 结果。

解读 CPET 面临的首要问题及难点之一是确定受试者体适能正常还是下降,后者又称"去适应"状态(deconditioning)。

18.1 去适应状态还是疾病?

如果一个人的体适能下降,或者为去适应状态,会产生和轻微疾病十分相似的 CPET 结果。例如,如果受试者的体适能非常差,则其每搏输出量(SV)会下降,那么在给定的负荷要求下,心率会更加快速地上升,以达到与体适能正常人群相同的心输出量(CO)。这与轻度心肌病的 CPET 表现非常相似。

同样,体适能较差者的外周肌肉功能(线粒体适应)及氧摄取能力亦会下降。这会导致易疲劳、能量利用效率差、氧传递能力下降,这些异常在 CPET 参数中表现为:

◆ 最大摄氧量下降,处于正常预期的下限范围内。

◆ 心率储备低。

◆ 通气储备高。

◆ 最大氧脉搏处于正常低值边缘。

◆ 无氧阈的摄氧量占最大摄氧量预计值的40%~50%。

◆ 同时以下数值均正常(重要):

　○指脉氧饱和度正常。

　○无效腔指标[分钟通气量($\dot{V}E$)/二氧化碳排出量($\dot{V}CO_2$)斜率及二氧化碳通气当量($VeqCO_2$)]正常,除非伴过度通气和(或)外周血二氧化碳分压下降。

　○心电图及血压反应正常。

　　谨慎评估并记录测试中的全部临床异常(如胸痛、反常的肌力下降、肌肉痉挛)及一些其他的现象(如过度焦虑、高通气等)。

　　进一步检查很重要,但在依据处方完成某一疗程的运动后(参见第20章)重复一次CPET通常有助于确认:①情况是否进行性加重;②氧脉搏、最大摄氧量等指标是否改善。

实用技巧

　疾病和去适应状态的鉴别可能很难,需要借助于良好的病史采集与CPET过程中的细致临床观察。如果鉴别诊断仍有疑问,可在运动处方执行一段时间后进行重复试验。

18.2 心脏疾病

　　严重心脏疾病的患者每搏输出量会下降,循环系统不能将足够的氧气从肺输送到肌肉,造成运动耐量下降。和正常受试者相比,这些患者外周肌肉必须提前启动无氧代谢。

　　这类患者可能的CPET异常表现包括:

◆ 最大摄氧量下降。

◆ 较早出现心率升高(心率曲线更陡)。

◆ 心率储备下降,但心率曲线非常陡时心率储备也可能较高,即每搏输出量的储备非常有限(见第6章)。

◆ 氧脉搏平台低平,氧脉搏峰值低于正常低限。

◆ 无氧阈提前出现(<40%的预计最大摄氧量)。

◆ $\dot{V}_E/\dot{V}CO_2$斜率陡峭,二氧化碳通气当量最低值>30(无效腔增加导致)。

◆ 血压反应异常——收缩压上升迟缓或极高。

这里再次强调,心率的"变时性不足"也可导致运动耐量下降,因为心率无法正常上升的同时,每搏输出量也无法满足逐渐升高的心输出量需求。

心衰患者的$\dot{V}_E$、$\dot{V}CO_2$或者氧脉搏描点图可能有大量"噪声"。仔细查看,这些"噪声"具有周期性,与潮式呼吸十分相似。这种通气模式被命名为运动振荡通气(EOV),可能反映了呼吸控制的衰减状态,原因是心输出量降低时呼吸控制对血二氧化碳分压波动的延迟反应,或者是在较低血二氧化碳分压附近的摆动,特别是当二氧化碳分压降至呼吸暂停阈值附近时。随着运动进程,周期通气模式会改善。EOV是心衰和肺动脉高压预后不良的因素,识别和报告很重要。

注意心脏参数和运动表现的突发变化。心率的骤然升高、出现拐点可能提示心律失常、瓣膜疾病(如二尖瓣反流)或者心肌缺血。心率的突然低平可能提示运动诱发的传导阻滞。其他伴随的异常心脏参数同样重要,包括血压的过高或过低,它们都提示了心脏问题。

最后,注意CPET过程中产生的右向左分流,可能会引起SpO_2和氧脉搏的下降。这一过程可能伴随代偿性$\dot{V}_E$升高,在肺内分流开放时,分流的存在会引起呼气末气体成分比例接近吸入气体成分比例,同时伴随呼吸气体交换率(RER)的突然变化。

18.2.1 肥厚型心肌病

经过高强度训练的运动员可能存在左室壁增厚,偶尔,当无法解释的运动受限或者症状出现时,需要将此正常的生理改变与早期肥厚型心肌病

(HCM)相鉴别。大量HCM病例表明,超过1/3的患者在运动中存在显著的左心室流出道压力阶差,而静息状态或Valsalva动作中观察不到这一现象。因此,区分运动训练后的正常心脏和异常心脏,临床医生进行心电图或超声心动图检查可能更简单。

大部分HCM患者静息心电图都存在异常,包括左心室高电压及T波倒置、ST段压低等左心室劳损表现。也可存在电轴左偏、左束支传导阻滞以及病理性Q波。但总体而言,CPET对HCM诊断作用有限,建议做静息±负荷超声心动图。

18.3　肺部疾病

存在肺部通气异常的患者,往往以二氧化碳清除问题为主,肌肉氧输送问题次之,但如果肌肉的氧饱和度下降,第2个问题就变得重要。这类患者的CPET异常表现包括:

◆ 最大摄氧量下降。

◆ 心率储备高(即通气限制导致患者提前结束运动,远未达到心率极限)。

◆ 通气储备低。

◆ $\dot{V}_T/\dot{V}_E$散点图低平。

◆ $\dot{V}_E/VCO_2$斜率大,截距高,疾病早期即可出现。

◆ 高 $VeqCO_2$。

◆ 氧饱和度下降。

◆ 可能在RER<1.0时已停止运动。

慢性肺部疾病患者通常合并去适应状态,因此,CPET上也常见到心血管问题及去适应表现。无氧阈可能提前达到,中重度肺病患者可能连明确的无氧阈都没有,在RER<1.0时早早结束运动。必须知道,这不代表主观努力不够,而是通气限制对运动的影响很早就会出现,以至于几乎看不到明确的呼吸代偿点,呼吸困难往往使患者还没有到达呼吸代偿点就已经停止运动。

如果增加运动中深吸气量检测,则在阻塞性肺病患者中可观察到动态肺过度充气。对于限制性肺病患者,潮气量可能较小,因此,$\dot{V}_E$主要来自高呼吸频率。静态肺容积以及气体交换参数有助于鉴别这些不同原因的通气受限。特别是肺气肿患者可表现出严重的气体交换问题。

18.4 肺血管疾病

许多患者自认为有"肺病",但往往伴肺血管异常或本质上就是肺血管病(如肺动脉高压)。这些患者的呼吸功能相对完好保留,通气量能正常增加,CPET结果中的标志性异常是低氧血症,此外,肺血管梗阻以及右心室压力变化会引起低心输出量。这类患者的CPET异常表现包括:

◆ 最大摄氧量下降。

◆ 心率储备下降,伴变时曲线陡峭。

◆ 氧脉搏曲线低平,最大氧脉搏下降。

◆ 无氧阈提前出现。

◆ $\dot{V}_E/\dot{V}CO_2$斜率大,VeqCO$_2$最低值升高。

◆ 氧饱和度下降±分流开放信号。

肺血管病患者活动后的呼吸困难有多种原因。右心室不能增加SV,因此,快速上升的心率是增加心输出量的唯一途径。在正常情况下,肺血流增加会改善$\dot{V}/\dot{Q}$比。但肺血管疾病患者无法增加肺血流。氧饱和度的下降往往标志着右心系统而非左心系统的问题。

18.5 周围血管病

如果周围血管不能把氧运输到下肢肌肉,无氧代谢就会过早出现。当受试者肌肉出现早期酸血症时,可能会告诉测试人员下肢疼痛并提前终止试验。其CPET结果可表现出以下特点:

◆ 最大摄氧量下降。

◆ 心率储备高。

◆ 通气储备高。

◆ 无氧阈提前出现。

◆ 血压显著升高。

18.6 肌肉疾病

某些肌病有典型的CPET异常表现,并伴有肌肉力量下降±疼痛:

◆ 最大摄氧量下降。

◆ 无氧阈提前出现。

◆ 在次极量固定功率方案中,血乳酸提前升高。

◆ 心率变时曲线斜率陡峭,原因是外周氧摄取能力受损。

◆ 氧脉搏下降或呈平台。

实用技巧

读者可能发现本章所述某些疾病的CPET特征彼此重叠。在实践中,久不运动的健康人、早期肌病、心脏病三者的微妙区别其实很难分清。这是CPET公认的弱点。在这种情况下,应当先进行心脏检查(如负荷超声心动图)以除外心脏病。然后进行专门的肌病运动测试(如第4章中的SATET测试),以及运动中的肌酶、血氨(在最大运动负荷和休息早期可高达200μM以上)。进行详细问诊、评估有无肌病的临床表现亦十分重要。

学习要点

在CPET教学中,专科医生经常提及罕见遗传肌病McArdle综合征,病因是缺乏肌磷酸化酶。这一疾病很有意思,糖酵解因先天酶缺陷无法产生乳酸。CPET表现为提前终止运动、摄氧量下降、心脏变时曲线陡峭、呼吸交换率下降,且不伴乳酸升高。

18.7 贫血

显著贫血(血红蛋白<100g/L)极大地影响氧气传输,使得CPET存在混杂因素,解读结果变得复杂。外周肌肉没有得到足够的氧气,无氧代谢提前出现,为了改善氧摄取,一系列代偿机制随之启动(即心率提前上升):

◆ 摄氧量下降

◆ 摄氧量与功率之比下降

◆ 氧脉搏曲线低平

◆ 无氧阈提前出现

◆ 心脏变时曲线陡峭

　　如果开单医生目的是查明呼吸困难的病因,应当先治疗好贫血再做CPET。一个血红蛋白约80g/L的患者,每当通过输血提高10g/L的血红蛋白,无氧阈的摄氧量就会增加0.4mL/(kg·min)或者5%~10%。需要注意的是,在某些情况下(例如,有肾脏病或其他慢性病)贫血十分稳定,呼吸困难仍然无法解释。

学习要点

　　血红蛋白是携氧的关键成分,因此,贫血与氧含量下降有关。

生理学

贫血

　　可推算给定Hb变化对最大摄氧量的影响:

- 为简化计算,假设患者最大摄氧量是1800mL/min。
- 在CPET中,患者SpO_2保持在97%。
- 每克血红蛋白饱和时能携带1.34mL氧气。
- 当Hb=100g/L,则在血红蛋白饱和的情况下,每升血液含有134mL氧气。
- 动脉血氧含量为97%×134=130mL。
- 在峰值负荷运动时,混合静脉血氧饱和度为30%。
- 混合静脉血氧含量为30%×134=40mL,身体摄氧为130−40=90mL。
- VO_2max=CO×氧摄取量。
- 如果VO_2max=1800mL/min,氧摄取为90mL/L,则CO=1800/90=20L/min。
- 假设给该患者输血,血红蛋白升至110g/L。
- 动脉血氧含量为97%×110×1.34=143mL;混合静脉血氧含量为30%×110×1.34=44mL,氧摄取量为143−44=99mL。

- 其他条件不变，CO=20L/min，$\dot{V}O_2max=20\times99=1980mL/min$，较原氧摄取量（1800mL）增加 180mL。

- 理论上每升高血红蛋白 10g/L，可提升 $\dot{V}O_2max$ 180mL。

- 如果受试者 Hb=140g/L，其余生理条件不变，则 $\dot{V}O_2max$ 约为 1800+4×180 =2520mL/min。

18.8 呼吸模式异常

对某些患者呼吸困难查因，CPET 不能揭示是心脏问题还是呼吸问题引发的这种呼吸困难。尽管如此，患者会反复诉说呼吸困难影响了日常生活，连简单的动作（例如，爬楼梯或弯腰）也会引起极严重的呼吸困难。

CPET 在这种临床场景下将发挥重要作用。其有助于明确排除严重心肺问题，同时发现呼吸模式的异常。例如，变化巨大的潮气量（V_T）±呼吸频率（Bf），混乱无节律的呼吸模式，包括：

◆ 最大摄氧量处于正常或正常低限。

◆ 无氧阈正常。

◆ RER、V_T、呼吸频率高度异常[偶尔会有正常模式，但 $P_{ET}CO_2$ 降低且 RER 正常仍然提示慢性特发性过度通气（CIH）]。

◆ 偶尔会有 RER、V_E 等的波动，其模式与 EOV 不同。

◆ 偶尔会有静息心率偏高，而心脏变时曲线正常。

◆ 无效的通气模式（不能有效清除无效腔）引起 $\dot{V}_E/\dot{V}CO_2$ 斜率大、$PaCO_2$ 降低。

◆ 如果采用有创检查，会发现换气功能指标都在正常范围。

如果怀疑呼吸模式有问题，可在静息、运动中实时观察患者的呼吸模式是否以上胸廓运动和经口呼吸为主。呼吸模式有问题的患者往往在运动结束后的很长时间里仍然存在呼吸困难，并且在运动早期就出现较高的 Borg 呼吸困难评分。

对设备的不熟悉会导致急性过度通气加重。急性过度通气作为一种预期反应,常在CPET早期出现。"慢性"过度通气则会存在CO_2缓冲体系的适应性表现,例如,血气提示代偿,CPET提示RER正常而$PETCO_2$下降。千万不要忘记引起类似于慢性过度通气表现的其他继发性因素(如肺血管病),比较$PaCO_2$和$PETCO_2$有助于鉴别过度通气和肺血管病。临床上要注意识别呼吸模式异常,它会使得通气–功率曲线上升更加陡峭,能解释慢性过度通气患者中不成比例的呼吸困难。

18.9　肥胖症

人体质量增加会给本已递增的负荷运动带来更大压力。在空蹬阶段就能看出,仅仅挪动沉重的下肢就已经引起氧耗增加。在$\dot{V}O_2$-功率图上可看到曲线在空蹬阶段明显上抬。其他表现包括:

◆ 正常或轻微降低的$\dot{V}O_2$max(mL/min)。

◆ 如果以mL/(kg·min)表示,则$\dot{V}O_2$max下降。

◆ 心率储备(HRR)下降。

◆ 心率变时指标(chronotropic index)下降。

◆ 通气储备高。

◆ AT时$\dot{V}O_2$约为40%~50%的$\dot{V}O_2$max预计值。

◆ 静息SpO_2可能偏低,在运动中改善。

实用技巧

肥胖患者的CPET如何出具报告是一个常见问题,是否应包括$\dot{V}O_2$的绝对值、体重矫正值、理想体重矫正值? 计算理想体重(IBW)的简易方法是"身高减去1",即为理想体重千克数(例如,1.80m身高的人理想体重约为80kg)。临床上的几种计算方法并无对错,重点是评估超重对运动能力和MET的影响(见第4章),并以此为起点制订减重计划。

18.10　运动员

受过运动训练的人SV较大、肌肉的氧摄取能力更高,并伴随诸多生理学改变。在 CPET 中可观察到静息心率较低、峰值氧脉搏更高、最大通气量增加。尽管有这些适应性改变，其心脏功能仍然受到通气储备的限制（像正常受试者一样）。表现出以下特点：

◆ $\dot{V}O_2max$ 超过预计值。

◆ 静息心率降低。

◆ HRR 降低。

◆ 通气储备降低。

◆ 呼吸代偿点（RCP）明显。

◆ 最大氧脉搏可能很高。

◆ AT 摄氧量超过 $\dot{V}O_2max$ 预计值的 60%。

如果运动员出现临床症状（例如，表现出渐进性呼吸困难），很难采用标准流程去解读 CPET 结果。一个关键难点是无法界定个体起病前的正常 $\dot{V}O_2max$。如果有既往 CPET 数据进行对比是最理想的。但如果没有既往资料，则出现症状前的任何运动测试都可用于参考。如果一个马拉松运动员本来能跑进 2h30min，那他当时的 $\dot{V}O_2max$ 肯定超过 50mL/（kg·min）。但总体而言，用这些运动测试去评价是很难的。有持续心肺疾病症状的运动员需要去看专科医生，进行更细致的检查；在这种情况下，不要依赖于 CPET 去检测重要的心肌灌注、EILO 或 EIB（见第 15 章）等问题。

（曲木诗玮 译　时明慧 校）

延伸阅读

Lai CW et al. Patients' inability to perform a preoperative cardiopulmonary exercise test or demonstrate an anaerobic threshold is associated with inferior outcomes after major colorectal surgery. Br J Anaesth. 2013 Oct;111(4):607–11.

Mancini DM et al. Value of peak exercise oxygen consumption for optimal timing of cardiac transplantation in ambulatory patients with heart failure. Circulation. 1991 Mar;83(3):778–86.

Neder JA et al. Physiological and clinical relevance of exercise ventilatory efficiency in COPD. Eur Respir J. 2017 Mar;49(3):1602036.

Riley MS et al. Cardiopulmonary exercise testing and metabolic myopathies. Ann Am Thorac Soc. 2017 Jul;14(Supplement_ 1):S129-39.

Sorajja P et al. Prognostic utility of metabolic exercise testing in minimally symptomatic patients with obstructive hypertrophic cardiomyopathy. Am J Cardiol. 2012 May;109(10):1494-8.

Taivassalo T et al. The spectrum of exercise tolerance in mitochondrial myopathies: a study of 40 patients. Brain. 2003 Feb;126(Pt 2):413-23.

第19章
术前心肺运动试验

本章要点

- 术前心肺运动试验有助于评估手术风险。
- 最大摄氧量和无氧阈测定有助于手术计划制订。
- 最大摄氧量和无氧阈越低,大手术的风险越高。
- 术前心肺运动试验可用于优化患者管理和及时启动术前康复。

　　一些指南现在提倡,如果对患者是否适合做手术有疑问,可在大型手术前进行心肺运动试验。大型多中心研究已证实单纯主观评估对手术风险的预测价值较差(见延伸阅读)。心肺运动试验是对全身的"压力测试",可观察机体对生理挑战的反应。也就是说,如果认为大型手术对于患者是一场挑战(就像运动一样),那么CPET会让医生在一定程度上了解患者对这一挑战的反应。

实用技巧

　　心肺运动试验可被视为大手术的"守门员",如果结果较差,表明该患者不应做手术。在以下临床场景中有极好的应用:

1. 深入讨论手术计划
2. 心肺功能下降查因
3. 促进术前康复运动

19.1 最大摄氧量与手术风险

最大摄氧量和手术死亡率之间毫无疑问存在关系。然而直接使用最大摄氧量固定界值[如<15mL/(kg·min)],却不考虑具体手术形式,对评估手术风险就价值不大。此外,如果患者的手术采用了外科与麻醉领域最新技术,却用比较陈旧的已发表文献去进行判定,则最大摄氧量与真实手术结局的相关性会很差。

一项关于非心脏手术风险评估的大型多中心研究(METS研究)发现心肺运动试验变量(如最大摄氧量和无氧阈)可预测术后并发症。然而,这些事件多数是肺部并发症、手术部位感染、非计划收住重症监护病房和二次手术,不包括术后心脏事件,说明心肺运动试验对运动功能的评价不太适用于术前预估心脏风险。杜克活动状态指数(DASI)对此预测能力更好。

学习要点

术前最大摄氧量降低与术后非心脏相关并发症和死亡的风险升高有关。最大摄氧量占预比越低,手术风险越高。

由于最大摄氧量以mL/(kg·min)表示,肥胖或外周水肿的患者的最大摄氧量会产生降低的假象。如果用患者的瘦体重来计算最大摄氧量,该值会高得多。然而,由于肥胖和心力衰竭都与较高的手术死亡率相关,并独立于运动能力,因此,最大摄氧量夸大上述两类患者的手术风险可能并不是一件坏事。使用固定值作为临界值来判定患者是否适合做手术也有相同的问题。尽管如此,参与手术决策的人员可能需要关于心肺运动试验意义的指导(表19.1)。

学习要点

从生理学角度看,最大摄氧量>80%预计值或>20mL/(kg·min)的受试者常被判定为手术低风险人群。最大摄氧量<15mL/(kg·min)常被判定为手术高风险,该界值约等于4梅脱(MET)。

心肺运动试验通常优于其他预后指标,但在评估手术风险时,将心肺运动与所有其他临床信息综合分析也合乎逻辑。MET研究显示主观评价很难预测功能水平,心肺运动试验可预测术后并发症。DASI问卷和脑钠肽(BNP)水平更能预测心肌梗死、损伤和死亡。

实用技巧

术前最大摄氧量应与其他临床信息一同用于评估手术风险。没有固定的界值,但最大摄氧量越低,手术风险越高。目前,心肺运动试验还无法给出手术风险程度的确切概率值。

表19.1 个体进行心肺运动试验时,峰值运动摄氧量(最大摄氧量)的实测值

最大摄氧量作为疾病严重程度的指标	最大摄氧量[mL/(kg·min)]
正常	>20
轻度	16~20
中度	10~15
重度	<10

19.2 无氧阈与手术风险

采用无氧阈确定手术风险的议题备受关注。如前所述,个体的心肺系统和器官对任何生理挑战的反应预示着对未来手术的反应。如果患者缺乏锻炼和(或)患有疾病,面对此类生理挑战时,其代谢系统的反应是更早地利用无氧代谢产生能量。因此,过早达到无氧阈或无氧阈偏低[在拟行大手术的患者中,无氧阈<11mL/(kg·min)]预示对大型手术承受能力可能较差。

其次,最大摄氧量取决于受试者的努力程度。如果受试者放弃得早,测得的最大摄氧量会低于真实水平,但无氧阈不会受到影响。前提是已达到无氧阈,且无氧阈判定可靠。然而,在实践中,并非每个受试者都有明确的无氧阈。此外,使用不同方法测定无氧阈可能存在相当大的差异(见第12章)。

实用技巧

文献报道最大摄氧量和无氧阈对评估手术风险均有预测价值。需要结合患者能力及其他混杂因素(如贫血、疼痛等)判读测定结果。

19.3 其他指标

评估心力衰竭患者手术风险时,通气曲线斜率的预测效能优于最大摄氧量,但目前尚不清楚这是否是最大摄氧量采用体重标准化的结果。摄氧效率斜率(OUES)和$\dot{V}_E/\dot{V}CO_2$曲线对预后判定很有价值。这些数值反映了右心循环功能,在多数疾病中,任何程度的右心循环功能下降都与不良预后密切相关。但这些指标可重复性差,相关研究规模小,现阶段并无正式推荐。框19.1列出了提示手术风险显著增加的预测指标。

框19.1 预测手术风险升高的心肺运动试验指标
最大摄氧量<15mL/(kg·min)
达到无氧阈时摄氧量<11mL/(kg·min)
最低VeqCO$_2$>35
收缩压下降
发生心律失常
ST段改变提示心肌问题

19.4 术前心肺运动试验的下一步是什么?

术前心肺运动试验给患者和手术团队提供了一个机会:就大手术风险进行充分告知及知情同意谈话。CPET还有助于制订围术期照护方案、识别任何围术期可能出现的问题,并使患者以最佳状态迎接手术。如前所述,心肺运动试验有局限性,围术期的心脏相关风险最好用DASI和血液化验指标评估[如氨基末端脑钠尿肽原(NT-proBNP)]。

通常,术前心肺运动试验被用来确定术后恢复地点,例如,当最大摄氧量低,那么最好预约术后重症监护室病床。现在,其更多地用于识别问题

（例如，变时功能不全），并指导患者进行术前运动训练，通常称为术前康复。最近有令人振奋的数据表明，这种方法可降低某些类型肿瘤的术前分期。

实用技巧

术前心肺运动试验最好由直接参与手术的团队（通常是麻醉团队）进行，以便讨论结果、制订方案。

（何佳泽 译　杨露露 校）

延伸阅读

Forshaw MJ et al. Is cardiopulmonary exercise testing a useful test before esophagectomy? Ann Thorac Surg. 2008 Jan;85(1):294-9.

Perioperative Exercise Testing and Training Society (POETTS). https:// www.poetts.co.ukSnowden CP et al. Submaximal cardiopulmonary exercise testing predicts complications and hospital length of stay in patients undergoing major elective surgery. Ann Surg. 2010 Mar;251(3):535-41.

Wijeysundera DN et al. Assessment of functional capacity before major non- cardiacsurgery: an international, prospective cohort study. Lancet. 2018 Jun;391(10140):2631-40.

第20章
运动处方

本章要点

- 为通过运动得到最大获益,推荐每天进行运动,或每周至少运动3次。
- 推荐进行中等强度的运动。
- 间歇性训练对于改善健康状况很重要。
- 不要忽视抗阻训练;保持肌肉量很重要。
- 应为患者提供个性化指导、推荐相关专家(为其开具运动处方、督导锻炼)。

20.1　运动亦是一种治疗方法

如果存在一种经济的、能够降低全因死亡率的药品,且剂量越高效果越好(在一定范围内),那么,这种药的名字早就广为人知,它就是"运动"。尽管运动处方具备上述特点,很多医生却对其并不熟悉。

运动不仅能够降低心血管疾病和2型糖尿病的风险,还能保持肌力和自理能力、降低肌少症和衰弱症的风险,改善患者健康状况。文献强调,提高体力和活动能力能够显著降低许多常见癌症的发生率,并改善预后。

推荐给多数人的运动建议为:每周尽量多地进行中等强度的运动,或每周进行至少3天、每天累计至少20min的高强度的运动(或二者相结合)。建议老年人每周累计进行150~300min(可更长时间)的中等强度的体力活动,或同等量(75~150min)的高强度的活动。

实用技巧

中等强度的运动需要人们付出中等程度的努力。如果用 0~10 分来衡量（0 分指静坐，10 分指付出最大努力），中等强度的评分为 5~6 分，心率和呼吸频率会升高。

高强度的运动评分为 7~8 分，心率和呼吸频率会大幅度升高。

表 20.1 使用最大心率（%HRmax）、最大摄氧量（%$\dot{V}O_2$max）计算运动强度及举例

		低强度	中等强度	高强度
%$\dot{V}O_2$max		20~40	40~60	>60
%HRmax		50~65	65~75	>75
活动举例	步行类	购物	快走	慢跑
	家务类	洗澡	洗车	园艺：挖土
	文娱类	弹奏乐器	舞蹈	山地骑行
	体育类	钓鱼	高尔夫（无球场车辅助）	篮球

抗阻运动以及其他能够增强肌力、灵活性的活动亦能带来健康获益。在运动过程中，建议加入运动前的热身和运动后的拉伸整理，并选择合适的运动强度。表 20.1 列举了不同强度的运动以供参考。

如果患者在日常运动过程中应用心率监测器，那么可通过运动测试得到最佳靶心率范围。如果患者应用计步器，每半小时快走大约是 3500 步，那么每天走 10 000 步是一个适合大部分人的运动量。

20.2　以心肺运动测试为基础提供运动建议

各种各样的运动测试为评估运动能力、提供运动建议打下了基础。尽管运动相关的建议不像药物处方那么精确，但亦需提供一些细节（见延伸阅读）。

医生及相关专业人员应提前了解患者对于开始运动是否有抵触心理、是否做好准备，从患者个人的健康状况出发，向其说明运动的益处，提高其认知，推荐多样的运动形式并做好支持和监督。只有提供可行、系统化的建

议,才能引导患者实现持久性的行为转变(比如,将运动融入生活)。一时活动量的增加(比如,推荐患者去健身房)往往难以坚持。

学习要点

　　想要运动处方发挥疗效,第一步是了解患者想要达到的目标,即建立自我目标。

实用技巧

　　CPET 的测试结果可用于制订运动处方,例如,无氧阈或呼吸代偿点时的心率。现在的大部分运动训练方案是根据功能性阈值功率(FTP)或可持续功率或最大功率制订的,因此,需要更具体的运动处方/专用算法。

　　说服习惯久坐的人们去运动,就如同劝吸烟者戒烟一样困难。但就算是极少量的运动也能带来健康获益。坚持长期运动的关键在于找到患者喜欢的运动形式,慢慢养成运动习惯,视情况逐渐提高运动强度、频率或时长,同时最大限度地降低运动风险。这种循序渐进的过程对于老年人群尤为重要,还需注重通过运动增强肌力(如爬楼梯)和平衡能力(如双脚串联站立),最好有理疗科医生陪同老年人运动。

实用技巧

　　及时充电。居家锻炼和呼吸训练方面有丰富的资源,供医生和患者参考学习(见延伸阅读)。

　　考虑到慢性心肺疾病的特点,解除患者对运动风险的顾虑对于运动康复的成功很重要,但许多医生在向此类人群推荐运动时都忽视了这一点。

20.3　心肺疾病患者运动的安全性

　　运动处方应用的受限很大程度上源于患者甚至(许多)医生对于运动风险的担忧。以哮喘为例,许多患者都被误导,以为运动会加重病情(如造成运动

表20.2　特定心肺疾病患者的运动处方

疾病类型	担忧或风险	建议
气道疾病	支气管痉挛 呼吸急促 胸闷、胸痛等	• 向患者说明在经过治疗的哮喘中,运动诱发的支气管痉挛是十分罕见的 • 为患者选择合适的治疗药物,建议其在运动开始10~15min前使用吸入药物 • 提供一些非药物治疗方面的建议(例如,运动前热身,避免冷空气、维生素C和鱼油),游泳于某些患者是更有效的运动形式 • 提醒患者在急性加重期避免剧烈运动
低氧血症	低氧加重,出现临床症状	• 模拟场景,测试在患者特定活动中的血氧饱和度(如场地步行测试)。注意,对于日常活动中是否需携氧,心肺运动测试的提示作用不佳 • 若符合活动中携氧的适应证,则根据指南为患者选择合适的吸氧流量
呼吸衰竭	呼吸困难	• 与呼吸专家讨论,可建议患者在活动中使用无创通气 • 早期加入专业督导的运动训练或呼吸康复课程
肺动脉高压	心律失常 晕厥 低氧血症	• 由专业人员为患者制订个性化的运动处方 • 循序渐进地增加运动强度,当感到严重的呼吸困难和(或)头晕时,应立即停止运动
心脏病史	心律失常 急性心血管事件 低血压	• 仔细评估疾病/咨询患者心脏方面的管理医生 • 病情稳定的患者可以且应该运动(见延伸阅读)
房颤	快速心室率 低血压	• 持续性房颤患者应规律服用药物并进行中等强度的运动,逐渐增加运动强度,避免高强度运动 • 运动过程中监测心率,并以此为基础调整运动处方
同时存在多种疾病和健康问题	无法获益	• 向患者说明目前对于运动获益的证据支持 • 早期为患者提供运动支持

性哮喘),因此要避免运动。事实上,仅有少数的患者(表20.2)确实需要避免中高强度的运动,而对于这些患者,低到中等强度的运动依然是推荐的。

为了确保心肺疾病患者能够从运动中真正获益,需要向患者直接说明每一种疾病的特点并给予优化后的治疗方案(表20.2),以及检查现有药物是否有利于运动。如有必要,亦应建议相应患者运动中吸氧或使用无创通气。

(时明慧 译 曲木诗玮 校)

延伸阅读

For prescribing exercise in medical conditions, see: Faculty of Sport and Medicine UK at: https://www.fsem.ac.uk/standards-publications/publications/exercise-prescriptionbooklet/; and Moving Medicine at: https://movingmedicine.ac.uk Casaburi R. Principles of exercise training. Chest. 1992 May;101(5 Suppl):263S-7S.

Gulati M et al. The prognostic value of a nomogram for exercise capacity in women. N Engl J Med. 2005 Aug;353(5):468-75.

Laukkanen JA et al. The predictive value of cardiorespiratory fitness combined with coronary risk evaluation and the risk of cardiovascular and all-cause death. J Intern Med. 2007 Aug;262(2):263-72.

Mora S et al. Ability of exercise testing to predict cardiovascular and all-cause death in asymptomatic women: a 20-year follow-up of the lipid research clinics prevalence study. JAMA. 2003 Sep;290(12):1600-7.

Thornton JS et al. Physical activity prescription: a critical opportunity to address a modifiable risk factor for the prevention and management of chronic disease: a position statement by the Canadian Academy of Sport and Exercise Medicine. Br J Sports Med. 2016 Sep;50(18):1109-14.

附录1 缩略词表

美国运动医学学院	ACSM	American College of Sports Medicine
无氧阈	AT	anaerobic threshold
呼吸频率	Bf	breathing frequency
体重指数	BMI	body mass index
脑钠肽	BNP	brain natriuretic peptide
血压	BP	blood pressure
动脉血氧含量	CaO_2	oxygen content of arterial blood
慢性特发性过度通气	CIH	chronic idiopathic hyperventilation
肌酸激酶	CK	creatine kinase
运动期间连续喉镜检查	CLE	continuous laryngoscopy during exercise
心输出量	CO	cardiac output
慢性阻塞性肺病	COPD	chronic obstructive pulmonary disease
心肺运动试验	CPET	cardio pulmonary exercise test
混合静脉血氧含量	$C\bar{v}O_2$	oxygen content of mixed venous blood
杜克活动状态指数	DASI	Duke Activity Status Index
心电图	ECG	electro cardiogram
运动性动脉低氧血症	EIAH	exercise-induced arterial hypoxaemia
呼气末肺容积	EELV	end-expiratory lung volume
运动诱发性支气管痉挛	EIB	exercise-induced bronchoconstriction
运动诱发性喉梗阻	EILO	exercise-induced laryngeal obstruction
运动震荡通气	EOV	exercise oscillatory ventilation
功能性阈值功率	FTP	functional threshold power
血红蛋白	Hb	haemoglobin
肥厚型心肌病	HCM	hypertrophic cardiomyopathy

心率	HR	heart rate
心率储备	HRR	heart rate reserve
理想体重	IBW	ideal body weight
深吸气量	IC	inspiratory capacity
吸气储备量	IRV	inspiratory reserve volume
吸气呼气比	I/E	inspiratory/expiratory
平均动脉压	MAP	mean arterial pressure
代谢当量	MET	metabolic equivalent
最大流量-容积曲线	MFVL	maximal flow-volume loop
最大自主通气量	MVV	maximum voluntary ventilation
纽约心脏学会	NYHA	New York Heart Association
氧脉搏	O_2Pulse	oxygen pulse
摄氧效率斜率	OUES	oxygen uptake efficiency slope
肺泡二氧化碳分压	P_ACO_2	alveolar carbon dioxide partial pressure
肺泡氧分压	P_AO_2	alveolar oxyegn partial pressure
动脉血二氧化碳分压	$PaCO_2$	arterial carbon dioxide partial pressure
动脉血氧分压	PaO_2	arterial oxygen partial pressure
身体活动准备问卷	PARQ	Physical Activity Readiness Questionnaire
呼气峰流速	PEFR	peak expiratory flow rate
呼气末二氧化碳分压	$P_{ET}CO_2$	end-tidal carbon dioxide partial pressure
呼气末氧分压	$P_{ET}O_2$	end-tidal oxygen partial pressure
氧分压	PO_2	oxygen partial pressure
外周血管阻力	PVR	peripheral vascular resistance
肺灌注	$\dot{Q}$	lung perfusion
呼吸代偿点	RCP	respiratory compensation point
呼吸气体交换率	RER	respiratory exchange ratio
主观用力程度分级	RPE	Rating of Perceived Exertion(scale)
呼吸商	RQ	respiratory quotient
亚无氧阈运动试验	SATET	sub-anaerobic threshold exercise test
专业资格认证考试	SCE	specialty certification examination
外周血氧饱和度	SpO_2	peripheral oxygen saturation

每搏输出量	SV	stroke volume
呼气时间	Te	expiratory time
吸气时间	Ti	inspiratory time
二氧化碳排出量	$\dot{V}CO_2$	carbon dioxide output
无效腔量	V_D	dead space volume
分钟通气量	$\dot{V}_E$	minute ventilation
最大分钟通气量	$\dot{V}_{Emax}$	maximum minute ventilation
通气当量	Veq	ventilatory equivalents
二氧化碳通气当量	$VeqCO_2$	ventilatory equivalents for carbon dioxide
氧通气当量	$VeqO_2$	ventilatory equivalents for oxygen
摄氧量	$\dot{V}O_2$	oxygen uptake
最大摄氧量	$\dot{V}O_2max$	maximum oxygen uptake
通气-灌注	$\dot{V}/\dot{Q}$	ventilation-perfusion
潮气量	V_T	tidal volume

（唐星瑶 译　曲木诗玮 校）

附录2 学习要点提问

1. 在CPET期间,可用来计算其他指标、判断各种阈值的4个基本测量指标是什么?

2. 作为一个临床医生,当你开具CPET后,在做CPET时亲自督导测试有哪些好处?

3. 你准备如何应对CPET期间出现的罕见但后果严重的不良事件?

4. 如果运动开始前的静息心电图提示室性早搏,应如何处理?

5. 如果运动终止后心率恢复很慢,对CPET结果判读会有哪些影响?

6. 哪些工具可用于评估峰值运动时的症状? 何时适合采用恒定功率方案?

7. 在正常受试者中,以mL/kg为单位的最大摄氧量($\dot{V}O_2max$)应是多少? 基于这一点,使用mL/(kg·min)为单位而非mL/min,在什么情况下容易出错?

8. 随着年龄增长,最大摄氧量($\dot{V}O_2max$)如何变化?

9. 如果最大摄氧量($\dot{V}O_2max$)>80%预计值,会如何影响CPET结果判读?

10. 在正常受试者中,运动峰值时的心率是否应超过80%预计值水平? (应使用什么公式预计运动峰值时的最大心率?)

11. 绘制HR/$\dot{V}O_2$图的坐标轴、预测曲线和预计值点,为何该图在CPET中非常有用?

12. 写出摄氧量($\dot{V}O_2$)与心输出量(CO)、每搏输出量(SV)以及心率(HR)的关系式。

13. 在峰值运动时,氧脉搏应达到什么水平?

14. 哪些疾病会导致氧脉搏偏低?

15. 对于 FEV_1 为 5L 的正常受试者和患有肺部疾病且 FEV_1 为 2L 的患者，在运动峰值时的 $\dot{V}_E$ 预计值相差多少？

16. 一个正常受试者在运动中通气会达到 $>80\%\dot{V}_{Emax}$ 预计值吗？

17. 峰值运动时 $\dot{V}O_2max$、心率和 $\dot{V}_E$ 出现哪些结果会提示受试者可能有肺部疾病？

18. 说出两种 CO_2 产生来源，以及如何影响身体对运动的反应。

19. 过度通气(hyperventilation)和呼吸增快(hyperpnoea)有什么区别？

20. 如何计算 RER？为什么通过无氧阈后 RER 会超过 1.0？

21. 在正常受试者中，$VeqCO_2$ 在运动中应降到什么水平以下？

22. 绘制肺病患者的 $\dot{V}_E/\dot{V}CO_2$ 图(y轴为 $\dot{V}_E$，x轴为 $\dot{V}CO_2$)。对其作延长线，使其在 $\dot{V}CO_2$ 为零时与y轴相交。如果将这条线向下移动至原点，使截距为0，这条线斜率会如何变化？

23. 通过无氧阈后，会发生哪些代谢改变？

24. 绘制 V-斜率图，并指出无氧阈。

25. 为什么使用 $\dot{V}O_2max$ 的预计值而不是实际值来评判无氧阈(AT)？

26. 通过呼吸代偿点(RCP)后，呼吸驱动会发生什么变化？

27. 为什么在肺病患者中，有时找不到 RCP？

28. CPET过程中，SpO_2 显著下降意味着什么？

29. 为什么 CPET 能发现在静息状态下没发现的肺部问题？

30. 在一般人群中，有多少人患有未确诊的房间隔缺损？

31. 如何诊断运动诱发性支气管痉挛？

32. 为什么判读 CPET 时既需要图，也需要表？

33. 列举 CPET 九宫格图形。

34. 什么是 McArdle 综合征？

35. 如果 SpO_2 是 100%，那么每升血液中含有多少氧气？

36. 手术前，$\dot{V}O_2max$ 如何影响临床决策？

37. 你认可的提示手术低风险的 $\dot{V}O_2max$ 阈值是多少？

38. 怎样是好的运动处方？

（杨露露 译　何佳泽 校）

微信扫码
【学习要点清单】

附录3　实用技巧提问

1. 因骨骼肌肉疾病引起疼痛的患者来做CPET,应当怎么进行?

2. 举例说明:①查体和②简单辅助检查结果如何影响CPET判读。

3. 在CPET当天如何指导患者日常用药?

4. 出现过度通气时,心电图会有哪些变化?

5. 督导心肺运动试验时感到没把握,该怎么做?

6. 督导心肺运动试验时应关注什么?

7. 心肺运动试验期间测量血压的最佳设备是什么?

8. 如何判断SpO_2下降是不是假象?

9. 心肺运动试验期间用于评估症状的评分系统叫什么?

10. 通过哪个节点确定心肺运动试验的阶段?

11. 什么是"自动调整大小"? 什么是"正方形"坐标系?

12. 性别和年龄如何影响$\dot{V}O_2max$?

13. 以$mL/(kg\cdot min)$表示$\dot{V}O_2max$的优点和缺点分别有哪些?

14. 当受试者在CPET期间达到最大心率预计值时,下一步应做什么?

15. 什么是"心率储备"?

16. 心肺运动试验的4个基本测量值是什么?

17. 解释$HR/\dot{V}O_2$图与氧脉搏/时间图之间的关系。

18. 列出影响氧脉搏的因素。

19. 为什么运动员有时没有通气储备?

20. 解释$\dot{V}E/\dot{V}CO_2$图与$VeqCO_2$/时间图之间的关系。

21. 呼吸模式异常的受试者进行心肺运动试验时,会有何种表现?

22. 呼气末二氧化碳分压曲线可提供什么信息？

23. 判定无氧阈的方法有哪些？

24. 通过无氧阈之后，呼气末氧分压曲线会发生什么变化？

25. 如何在 V-slope 图上找到无氧阈？

26. 如果血压袖套和指氧仪放置在同侧上肢会出现什么情况？

27. SpO_2 如何影响氧脉搏？

28. 如何用 FEV_1 诊断运动诱发性支气管痉挛？

29. 如果受试者出现喉痉挛，会发出什么声音？ 如何与哮鸣音鉴别？

30. 如果流量-容积曲线超过了 $\dot{V}_E$ 提示什么信息？

31. 如何使用荧光笔协助心肺运动试验报告判读？

32. 如何更好地判读心肺运动试验报告？

33. 判读心肺运动试验报告时，A、B、C、D、E、F 分别代表什么？

34. 运动耐量（capacity）和运动表现（performance）有什么区别？

35. 如果 $\dot{V}O_2max$ 正常，心肺运动试验报告中的图还有哪些作用？

36. 哪幅图最能反映运动时的心血管反应？

37. 哪幅图最能反映运动时的通气反应？

38. 如果没有图，你希望在表中看到哪些心肺运动试验数据？

39. 如何在 CPET 中区分轻度疾病和去适应状态？

40. 举例说明，看似相同的 CPET 可源于不同的两种临床情况。

41. 肥胖如何影响运动？

42. 如何将心肺运动试验用于手术安全性评估？

43. $\dot{V}O_2max$ 与手术风险的相关性是什么？

44. 术前评估心肺功能时，宜采用无氧阈 $\dot{V}O_2$ 还是 $\dot{V}O_2max$？

45. 是否手术由谁决定？

46. 如何将心肺运动试验用于运动处方制订？

47. 在心肺运动试验当中遇到困难，你会寻求谁的帮助？

（何佳泽 译　杨露露 校）

微信扫码

【实用技巧清单】

附录 4　习题

专业资格认证考试（Specialty Certification Examination）模拟习题

本章习题按照英国皇家医师学院专业资格认证考试（SCE）形式编写。每题题干均给出临床情景，包括病史、体格检查、辅助检查，然后给出 CPET 结果。以下个病例都是以踏车功率计，根据递增负荷方案完成的症状限制最大功率测试（在正式考试中，每道题都会对此予以说明，本书不予赘述）。

本章习题采用数据表格、图或一图一表展示 CPET 结果。目前，正式考试也无法在每道题中都展示九宫图，就像 CT 结果也只显示一张图而非所有图。不过这种情况可能很快会改变。

本章习题不过多涉及肺功能、超声心动图和其他检查。临床实践中你要查看患者的全部检查结果。但考试时不要陷于冗长题干中的各种检查，否则可能没有时间分析 CPET 本身。

题目均为单选题，从 5 个选择中选出你认为最合适的一个答案。这种题比判断题要好，所有选项都应为真实可信的可能答案，没有与临床题干毫无关联的选项。

大部分题目要求判读 CPET 并做出诊断，或者选择下一步诊疗方案。有些题目主要考察对临床病例背后生理学的理解。

题目太简单或太难，所有人都答对或答错，不能很好地区分受试者，在考试中用处不大。本文提供的习题难度适中，十分适合这种考试。

习题根据主题进行排列，题号大致对应各章。前面几道题不太会在考试中出现，但可以让你在做 CPET 判读题之前熟悉考试形式。

感谢 Gulam Haji、Matt Pavitt 及 Jim Day 对题目提出的建设性意见。

第1题

73岁男性,因拟行结肠癌手术开立CPET。他患有慢性阻塞性肺病,平时吸入β受体激动剂,其他情况良好。

CPET前ECG(心电图)提示几次室性异搏。

对于CPET,以下哪种做法最合适?

A.取消检查

B.推迟检查,直到查完血清钾离子水平

C.推迟检查,直到做完超声心动图

D.进行检查,但如果室性异搏愈发频繁则终止

E.将检查日期重新预约到心脏科医生在场时间

第2题

61岁女性,主诉在做家务时存在气促症状。就诊时,患者诉小腿疼,锻炼时常有胸部紧缩感。往往在走楼梯走到顶时发生胸部紧缩感,发作时伴头晕,必须坐下。她成年后持续吸烟并在3年前有过一次心脏病发作。

查体:静息脉率50次/分,血压150/95mmHg,轻度外周凹陷性水肿,双足未触及动脉搏动。肺部查体正常。

在评估CPET相关不良事件风险时,下列哪个问题最重要?

A. 心绞痛　　　B. 踝关节肿胀

C. 气促　　　　D. 跛行

E. 头晕

第3题

72岁男性,因劳力性呼吸困难开立CPET,临床检查正常,患者既往患有心脏病及呼吸系统疾病,但初步检查正常(包括肺功能及超声心动图)。

CPET结果:

	运动峰值	
	实测值	预计值或占预比
运动耐量		
$\dot{V}O_2$(mL/min)	如图	如图
$\dot{V}O_2$[mL/(kg·min)]	19	>19
心血管功能		
心率(次/分)	如图	如图
氧脉搏	15	>16
通气功能		
$\dot{V}E$(L/min)	62	占预计值64%
RER	0.98	>1.2
换气功能		
SpO_2(%)	98	>94

患者运动持续8min,由于下肢疲劳而终止,终止时RPE是18/20。

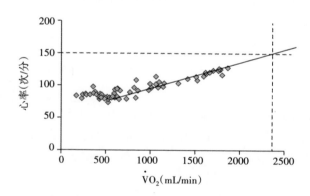

向开单医生报告以下哪一项内容是最合适的?

A. 由于心脏问题导致运动储备能力下降

B. 由于呼吸问题导致运动储备能力下降

C. 没有显著异常,不必担心

D. 患者的症状可能反映其使用了β受体阻滞剂

E. 患者运动强度没有达到极量,所以他的真实 $\dot{V}O_2max$ 可能在正常范围内

第4题

71岁男性,对其拟行经皮主动脉瓣置换术,他曾是矿工,在煤矿工作30年。在青壮年期间,他一直参与赛鸽。

查体:体重89kg,静息心率82次/分,血压130/95mmHg。心尖搏动没有移位,也没有明显抬举样搏动。胸骨右缘可闻及收缩期杂音。胸部扩张度下降,呼吸音正常。

患者进行了CPET。在计算患者CPET各项结果预计值时,以下哪一项应采用受试者当天实测结果来计算预计值,而不应采用已发布的常模数据?

A. AT
B. 心率
C. 氧脉搏
D. $\dot{V}Emax$
E. $\dot{V}O_2max$

第5题

67岁女性,长期在心脏科诊治心力衰竭。她患高血压多年,其他情况良好。

查体:静息心率60次/分,血压170/105mmHg。颈静脉压升高,双侧踝关节略微有凹陷性水肿。心脏听诊正常,呼吸相关检查也正常。

CPET结果:

	运动峰值	
	实测值	预计值或占预比
运动耐量		
$\overset{\cdot}{V}O_2$(mL/min)	602	占预计值38%
$\overset{\cdot}{V}O_2$[mL/(kg·min)]	8	>22
心血管功能		
心率(次/分)	119	占预计值78%
氧脉搏	5	>10
通气功能		
V_E(L/min)	61	占预计值64%
RER	1.28	>1.2
换气功能		
SpO_2(%)	96	>94

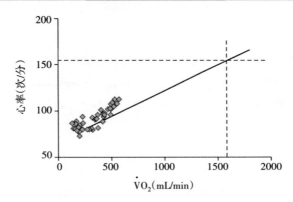

从CPET看来,患者的心力衰竭(以下简称心衰)严重程度如何?

A. 正常

B. 轻度

C. 中度,但由于患者水肿而高估了心衰严重程度

D. 中度,但由于患者水肿而低估了心衰严重程度

E. 重度

第6题

56岁男性,主诉呼吸困难,3年前患心肌梗死并行冠状动脉血管成形术治疗。该患者已因身体原因退休,未戒烟,患有糖尿病,进行饮食控制。患者接受建议进行了心肺运动试验:

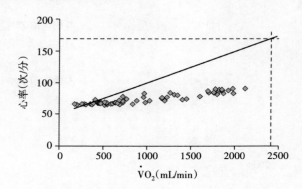

下列哪种情况是导致该患者呼吸困难最为可能的原因:

A. 心脏变时性功能不全　　B. 去适应状态(Deconditioning)

C. 糖尿病神经病变　　　　D. 左心室功能不全

E. 肺血管疾病

第7题

50岁男性,吸烟,近3个月来有劳力性呼吸困难及胸闷,被要求行心肺运动试验。该患者近期被诊断为糖尿病,暂未接受药物干预。血压为190/95mmHg,其他方面无明显异常。

CPET结果:

	峰值运动	
	实际测量值	预计值或占预比
运动耐量		
$\dot{V}O_2(mL/min)$	2598	占预计值92%
$\dot{V}O_2[mL/(kg \cdot min)]$	30	>26
心血管功能		
心率（次/分）	186	占预计值107%
氧脉搏	14	>16
通气功能		
$\dot{V}E(L/min)$	71	占预计值58%
RER	1.31	>1.2
换气功能		
$SpO_2(\%)$	98	>94

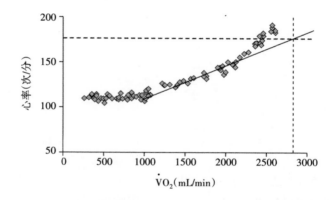

下一步，最合适的检查是什么？

A. 右心声学造影　　B. 心脏负荷试验（如心肌灌注扫描）

C. CTPA　　　　　　D. 肺功能和支气管激发试验

E. 甲状腺功能检查

第8题

55岁男性,退休公务员,自述呼吸困难,吸烟20年。6个月前曾有短暂脑缺血发作。

查体:静息脉率73次/分,血压170/84mmHg,颈静脉压轻度升高,心音正常。胸部扩张度下降,伴有低位肋骨的反常吸气运动,肺部听诊正常。

检查结果:

Hb	124g/L
ECG	正常
FEV_1	1.1L

CPET:

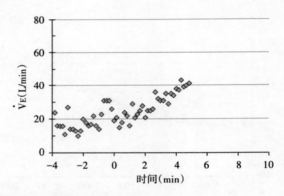

该患者呼吸急促最可能的原因是:

A. 心脏变时性功能不全   B. 慢阻肺

C. 呼吸模式异常   D. 左心室功能不全

E. 他汀类药物引发肌炎

第9题

65岁男性,6个月前行髋关节置换术,呼吸困难症状影响了他的术后康复。该患者手术前刚刚戒烟,其他方面情况良好。无药物服用史。

查体:静息脉率84次/分,血压125/76mmHg,心音正常,胸部过度充气,可闻及多调性呼气相哮鸣音(polyphonic expiratory wheeze)。

检查结果:

Hb	113g/L
ECG	正常

CPET结果:

	无氧阈		运动峰值	
	实测值	预计值或占$\dot{V}O_2$max预计值百分比	实测值	预计值或占预比
运动耐量				
$\dot{V}O_2$(mL/min)	398	占$\dot{V}O_2$max预计值24%	485	占预计值28%
$\dot{V}O_2$[mL/(kg·min)]	4	占$\dot{V}O_2$max预计值25%	5	>22
心血管功能				
心率(次/分)			152	占预计值98%
氧脉搏			7	>10
通气功能				
$\dot{V}E$(L/min)			34	64%
RER			1.28	>1.2
换气功能				
VeqCO$_2$	47	<32		
SpO$_2$(%)			90	>94

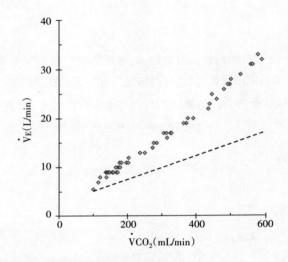

该患者最大摄氧量下降最可能的原因是：

A. 慢阻肺　　　　　　B. 去适应状态

C. 呼吸模式异常　　　D. 左心室功能不全

E. 肺栓塞

第10题

34岁女性，BMI 47，评估减重手术，目前，因呼吸急促无法行规律锻炼。

查体：双侧踝关节凹陷性水肿，其他无明显异常。

检查结果：

Hb	145g/L
ECG	正常
超声心动图	图像质量欠佳，心室功能大致正常
SpO₂	静息状态呼吸空气时92%

CPET结果:

	无氧阈		运动峰值	
	实测值	预计值或占 $\dot{V}O_2max$ 预计值百分比	实测值	预计值或占预比
运动耐量				
$\dot{V}O_2(mL/min)$	1098	占 $\dot{V}O_2max$ 预计值46%	1862	78%
$\dot{V}O_2[mL/(kg\cdot min)]$	9	占 $\dot{V}O_2max$ 预计值45%	14	>25
心血管功能				
心率(次/分)			191	102%
氧脉搏			10	>10
通气功能				
$\dot{V}E(L/min)$			81	69%
RER			见下图	
换气功能				
$VeqCO_2$	18	<32		
$SpO_2(\%)$			98	>94

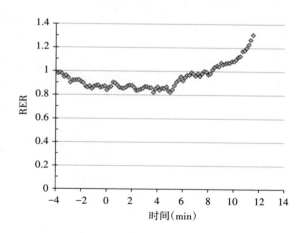

该患者最大摄氧量下降最可能的原因是:

A. 去适应状态   B. 心脏病

C. 肺部疾病　　　D. 肥胖

E. 次极量运动(未尽力)

第11题

73岁女性,劳力性呼吸困难10年,进行性加重,伴胸部不适。自诉幼年反复肺部感染,成年后体健。吸烟史30年,平均约30支/天,60岁时戒烟。

查体:呼吸频率28次/分,胸廓扩张度正常。背部听诊右肺底可闻及少许吸气相早期湿啰音。静息脉率78次/分,无特殊。颈静脉压不高。心前区无抬举样搏动,心尖搏动未移位。胸骨右缘可闻及少许收缩中期低调杂音,未向颈动脉放射。

检查结果:

Hb	126g/L
ECG	正常

CPET结果:

	无氧阈		运动峰值	
	实测值	预计值或占 $\dot{V}O_2max$ 预计值百分比	实测值	预计值或占预比
运动耐量				
$\dot{V}O_2(mL/min)$	未确定		513	占预计值37%
$\dot{V}O_2[mL/(kg\cdot min)]$	未确定		8	>18
心血管功能				
心率(次/分)			131	90%
氧脉搏			4	>10
通气功能				
$\dot{V}E(L/min)$			26	63%
RER			0.96	>1.2
换气功能				
$VeqCO_2$	34	<30		
$SpO_2(\%)$			98	>94

测试期间心电图无变化,因呼吸困难终止运动,Borg呼吸困难评分14/10。

要确定她活动受限的原因,首选的下一步检查是:

A. CTPA   B. 冠状动脉造影

C. 超声心动图 D. 肺功能测试

E. 高分辨率CT

第12题

32岁女性,经淋巴结活检诊断为结节病。她的检查其中一项是心肺运动试验。

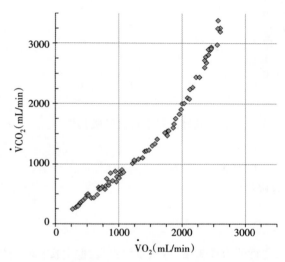

无氧阈处的摄氧量是多少?

A. 1250mL/min B. 1500mL/min

C. 1750mL/min D. 2000mL/min

E. 2250mL/min

第13题

31岁女性,劳力性呼吸困难数月。她在步行送孩子们上小学的过程中,几乎跟不上孩子们的步伐。她回家路上偶有头晕,坐下休息几分钟后才能恢复。否认咳嗽/咳痰、胸痛,但步行时自觉心跳剧烈。

查体无明显异常。

CPET:

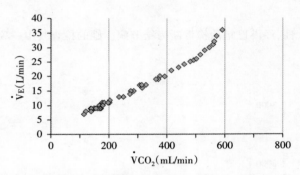

她在什么水平的二氧化碳排出量下通过呼吸代偿点?

A. 200   B. 300

C. 400   D. 500

E. 未到达呼吸代偿点

第14题

48岁男性,主诉劳力性头晕,否认意识丧失,但上楼梯时需坐下休息几分钟。静息时无症状。40岁时曾有蛛网膜下隙出血,此后一直应用降压药。

查体:静息脉率64次/分,血压140/95mmHg。体重108kg,无其他异常。

检查结果:

Hb	123g/L
ECG	窦性心律,左室肥厚
SpO$_2$	静息时91%

CPET结果:

	无氧阈		运动峰值	
	实测值	预计值或占 $\dot{V}O_2$max 预计值百分比	实测值	预计值或占预计比
运动耐量				
$\dot{V}O_2$(mL/min)	830	占 $\dot{V}O_2$max 预计值36%	1640	占预计值71%
$\dot{V}O_2$[mL/(kg·min)]	12	占 $\dot{V}O_2$max 预计值35%	24	>25
心血管功能				
心率(次/分)			194	103%
氧脉搏			8	>10
通气功能				
$\dot{V}E$(L/min)			72	56%
RER			1.38	>1.2
换气功能				
VeqCO$_2$	26	<32		
SpO$_2$(%)			88	>94

其症状最可能的原因是什么?

A. 贫血　　　　　B. 去适应状态

C. 呼吸模式异常　　D. 心力衰竭

E. 肺内分流

第15题

22岁的赛艇运动员,因被诊断为传染性单核细胞增多症(但无血清学证据)不得不停训3个月。既往患有哮喘,每次运动前吸入β受体激动剂可控制,无其余特殊情况。

患者主诉运动耐量差,运动后肌肉酸痛。此外自觉划船训练后心脏搏动剧烈,可长达1h,增加β受体激动剂吸入剂量,未能改善。

查体:胸部正常,听诊未闻及哮鸣音。静息脉率74次/分,颈静脉压不高;心前区无抬举样搏动,心音正常。

检查结果：

Hb	148g/L
ECG	左室高电压(左心室肥厚),无ST段或T波改变

CPET:

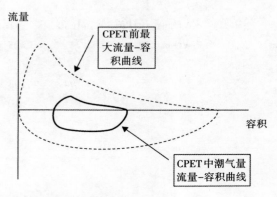

流量

CPET前最
大流量–容
积曲线

容积

CPET中潮气量
流量-容积曲线

最可能引起其运动受限的是:

A. 焦虑 B. 哮喘

C. 去适应状态 D. 心肌炎

E. 肌炎

第16题

22岁女性,铁人三项运动员,以呼吸困难、咳嗽原因不明就诊,她的教练指出她的呼吸音很响,似乎总是在用力呼吸。

查体:大致正常,SpO_2 97%。

FEV_1 为3.8L,FVC 为4.6L。

CPET显示 $\dot{V}O_2max$ 为52mL/(kg·min)(152%预计值),$\dot{V}Emax$ 为155L。

运动后,FEV_1 下降8%。

你会给该医生什么建议?

A. 因其为运动员,所以 $\dot{V}O_2$ 比预计中低

B. 存在通气受限

C. 运动诱发性支气管痉挛没有引起她的症状

D. CPET结果提示患者一切正常

E. 需要进一步检查

第17题

59岁女性，诉平地行走困难，腿部疼痛，自认为是关节炎引起。成年后持续吸烟，每天咳嗽。在过去一年内，两次因呼吸困难急诊入院。

查体：肺部可闻及多调性呼气相哮鸣音，存在轻度的外周凹陷性水肿。

检查结果：

Hb	153g/L
ECG	窦性心律，电轴右偏
超声心动图	声窗欠佳，左室功能大致正常

CPET结果：

	无氧阈		运动峰值	
	实测值	预计值或占$\dot{V}O_2$max预计值百分比	实测值	预计值或占预比
运动耐量				
$\dot{V}O_2$(mL/min)	623	占$\dot{V}O_2$max预计值34%	854	占预计值47%
$\dot{V}O_2$[mL/(kg·min)]	8	占$\dot{V}O_2$max预计值29%	11	>20
心血管功能				
心率（次/分）			94	59%
氧脉搏			9	>10
通气功能				
$\dot{V}E$(L/min)			28	62%
RER			1.08	>1.2
换气功能				
VeqCO$_2$	37	<32		
SpO$_2$(%)			95	>94

在峰值运动中，患者诉腿部疲劳。血压为200/110mmHg，患者自我评

175

分,主观用力程度(RPE)14/20,Borg呼吸困难评分8/10。

最可能使患者$\dot{V}O_2max$下降的原因是什么?

A.去适应状态　　　　B.心脏疾病

C.肺部疾病　　　　　D.周围血管疾病

E.次极量运动

第18题

37岁男性,医生,因呼吸困难和常感疲乏、劳累就诊,自诉经常在当地五人制足球队踢球,因为精力不足,双腿僵硬,很难跟上队友。

查体、SpO₂及肺功能均正常。

Hb:13.8g/dL

运动前血气:PaO₂ 11.3kPa(84.75mmHg),PaCO₂ 4.2kPa(31.5mmHg),乳酸0.9mmol/L

运动末血气:PaO₂ 10.1kPa(75.75mmHg),PaCO₂ 3.8kPa(28.5mmHg),乳酸1.0mmol/L

CPET结果:

	无氧阈		峰值运动	
	实测值	预计值或占 $\dot{V}O_2max$ 预计值百分比	实测值	预计值或占预比
运动耐量				
$\dot{V}O_2$(mL/min)	未确定		1500	占预计值50%
$\dot{V}O_2$[mL/(kg·min)]	未确定		19	
心血管功能				
心率(次/分)			194	106%
氧脉搏			8.2	>10
通气功能				
$\dot{V}E$(L/min)			65	50%
RER			0.9	>1.2

换气功能

VeqCO$_2$	33	<32		
SpO$_2$(%)			97	>95

运动终止时,患者RPE评分19/20,Borg呼吸困难评分为9/10。

基于以上结果,下一步,应采取什么措施?

A.告诉患者检查结果没有问题,让其放心

B.考虑到试验结果显示有次极量运动的CPET特征,应重复试验

C.紧急行胸部增强CT

D.转诊至肌病专科医生

E.结果低于预计值,建议行6个月心肺功能训练后复查

第19题

83岁男性,近期诊断为结肠癌,拟行结肠癌根治术。

查体:面色苍白,双侧踝关节轻度凹陷性水肿。患者静息脉搏57次/分,BP 150/95mmHg。颈静脉压未升高,心音正常。胸部查体无明显异常。

检查结果:

Hb	98g/L
ECG	正常

CPET结果:

	无氧阈		运动峰值	
	实测值	预计值占$\dot{V}O_2max$预计值百分比	实测值	预计值或占$\dot{V}O_2max$预计值百分比
运动耐量				
$\dot{V}O_2$(mL/min)	571	占$\dot{V}O_2max$预计值48%	903	76%
$\dot{V}O_2$[mL/(kg·min)]	7	>6	12	>18

心血管功能				
心率(次/分)			107	78%
氧脉搏			7	>10
通气功能				
V_E(L/min)			38	70%
RER			1.28	>1.2
换气功能				
VeqCO$_2$	35	<32		
SpO$_2$(%)			89	>94

就手术风险而言,给予患者的最合适建议是以下哪一项?

A.高风险——不宜进行手术

B.低风险——继续制订手术方案

C.中高风险——进行设施准备及做好术后护理方案,继续制订手术方案

D.优化药物治疗方案并行运动训练3个月后复查CPET

E.输血后复查CPET

第20题

44岁女性,拟行膝关节手术,BMI 35,为制订术前康复方案行CPET。

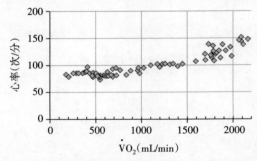

在解释CPET结果后,患者同意进行术前康复,初始方案为每天进行20min中等强度训练。患者家中自备心率监测设备。

你建议患者在锻炼时靶心率设定为多少?

A. 50次/分

B. 75次/分

C. 100次/分

D. 125次/分

E. 150次/分

（蒋俊超　李柏村　张雨诗　彭姚蝶 译 校）

微信扫码

【习题答案与解析】

附录5 词汇表

酸血症:血液中出现酸积聚(氢离子浓度升高)。见于在心肺运动试验结束时,机体产生的CO_2量及乳酸量超过其自身的缓冲量。

无氧阈(AT):心肺运动试验期间,当肌肉的需氧量超过机体供氧量时,需无氧代谢以补充的临界点。

二氧化碳排出量($\dot{V}CO_2$):单位时间通过肺部呼出的二氧化碳体积(mL/min)。

心率储备(HRR):心肺运动试验期间,最大心率预计值与实测值之间的差值。

最大摄氧量($\dot{V}O_2max$):心肺运动试验期间,观察到的摄氧量最大值。

氧脉搏(O_2Pulse):将摄氧量除以心率,可得心脏每次搏动所摄取的氧气量(毫升/次)。

摄氧量($\dot{V}O_2$):单位时间机体摄取的氧气量(mL/min)。

呼吸代偿点(RCP):机体代谢性酸中毒时,体内pH值降低(即氢离子浓度升高),刺激通气,产生呼吸代偿的时间点。

呼吸气体交换率(RER):$\dot{V}CO_2$与$\dot{V}O_2$的比值。

通气量(VE):分钟通气量(L/min)。

通气当量(Veq):机体吸入1mL O_2(或呼出1mL CO_2)所需的毫升通气量。

通气储备:心肺运动试验期间,最大分钟通气量预计值与实测值之间的差值。

运动负荷:抵抗跑步机/功率自行车阻力的对外做功(J/s或W)。

(唐星瑶 译　曲木诗玮 校)

参考书目

参考文献

American College of Sports Medicine. ACSM's Guidelines for Exercise Testing and Prescription, 10th edition (2017). Philadelphia, PA: Wolters Kluwer.

Astrand PO et al. Textbook of Work Physiology: Physiological Bases of Exercise, 4th edition (2003). Champaign, IL: Human Kinetics.

Cooper CB and Storer TW. Exercise Testing and Interpretation: A Practical Approach (2001). Cambridge: Cambridge University Press.

Froelicher VF and Myers JN. Manual of Exercise Testing, 3rd edition (2006). St Louis, MO: Mosby.

Palange P and Ward S. Clinical Exercise Testing. European Respiratory Monograph (volume 12, monograph 40) (2007). Sheffield: European Respiratory Society Journals Ltd.

Sietsema KE et al. Wasserman & Whipp's Principles of Exercise Testing and Interpretation, 6th edition (2020). Philadelphia, PA: Wolters Kluwer.

Thompson WR. ACSM's Clinical Exercise Physiology (2019). Philadelphia, PA: Wolters Kluwer.

学会声明

American Thoracic Society; American College of Chest Physicians. ATS/ACCP Statement on cardiopulmonary exercise testing. Am J Respir Crit Care Med. 2003 Jan;167(2): 211−77.

Balady GJ et al. Clinician's guide to cardiopulmonary exercise testing in adults: a scientific statement from the American Heart Association. Circulation. 2010 Jul;122(2):191-225.

ERS Task Force; Palange P et al. Recommendations on the use of exercise testing in clinical practice. Eur Respir J. 2007 Jan;29(1):185-209.

Laveneziana P et al. ERS statement on respiratory muscle testing at rest and during exercise. Eur Respir J. 2019 Jun;53(6):1801214.

Radtke T et al. ERS statement on standardisation of cardiopulmonary exercise testing in chronic lung diseases. Eur Respir Rev. 2019 Dec;28(154):180101.

索 引

共同交流探讨
提升专业能力

▪▪ 智能阅读向导为您严选以下专属服务 ▪▪

 查看【附属内容】 →

☆ 审后记

☆ 学习要点清单

☆ 实用技巧清单

☆ 习题答案与解析

 加入【读者社群】

 领取【推荐书单】

扫码添加
智能阅读向导